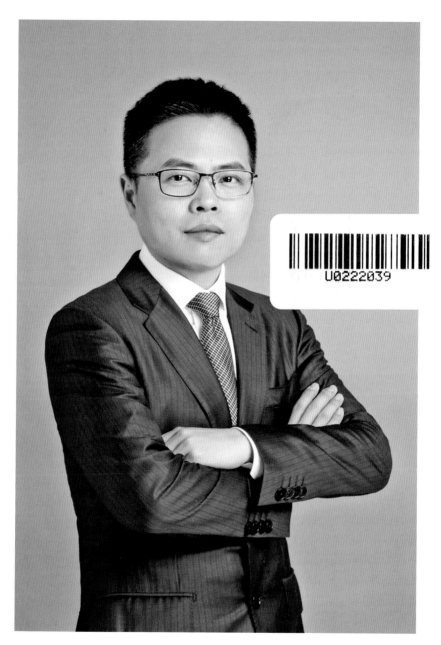

U0222039

朱氏内科第三代传人朱为康,上海中医药大学附属上海市中医医院肿瘤五科主任,主任医师,硕士研究生导师。自幼学医,13岁即跟随祖父朱瑞群抄方,中医功底扎实。在工作中将家传朱氏内科疗法与临床实际相结合,创新中医特色。

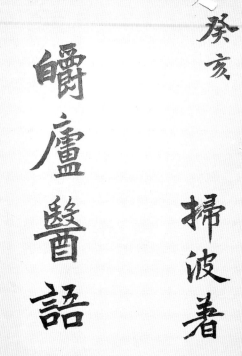

朱少坡著朱氏内科家传心法《嚼庐医语》

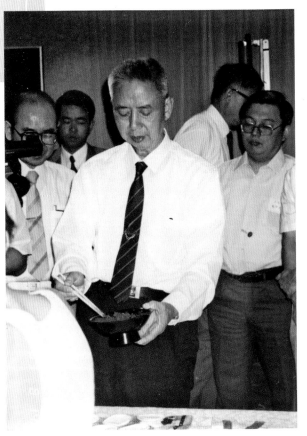

朱瑞群赴日交流中医敷贴疗法治疗小儿哮喘

我想问中医

——100个实用中医小知识

主编 朱为康 徐 静

上海科学技术出版社

内 容 提 要

本书出自中医世家传人之手，作者依托家传朱氏内科疗法的理论基础，结合多年的临床经验及深厚的中医功底，以通俗易懂的文笔将中医门诊中的点滴和老百姓对中医的疑惑、误解一一做了剖析。全书主要叙述患者在中医就诊过程中的常见误区和社会误传，并且从专业的角度讲述正确的中医中药知识，包括中药的煎煮和服用方法、中医忌口、养生妙招、肿瘤中医就诊注意点等100个实用中医小知识。本书内容丰富，干货满满，案例典型，贵在真实，所写所述皆为老百姓真正关心和需要了解的问题。

本书可供关注自身健康、希望了解中医科普知识的读者及中医专业相关人士参考阅读。

图书在版编目（ＣＩＰ）数据

我想问中医 ： 100个实用中医小知识 / 朱为康，徐
静主编. -- 上海 ： 上海科学技术出版社，2022.9（2023.9 重印 ）
ISBN 978-7-5478-5791-5

Ⅰ． ①我… Ⅱ． ①朱… ②徐… Ⅲ． ①中医学－基本
知识 Ⅳ． ①R2

中国版本图书馆CIP数据核字（2022）第143382号

我想问中医——100 个实用中医小知识

　主编　朱为康　徐　静

上海世纪出版（集团）有限公司
上海科学技术出版社　出版、发行
（上海市闵行区号景路 159 弄 A 座 9F－10F）
邮政编码 201101　　www.sstp.cn
上海盛通时代印刷有限公司印刷
开本 787×1092　1/16　印张 18.5　插页 2
字数 200 千字
2022 年 9 月第 1 版　2023 年 9 月第 5 次印刷
ISBN 978－7－5478－5791－5/R·2552
定价：58.00 元

本书如有缺页、错装或坏损等严重质量问题，请向印刷厂联系调换

编 委 会

主　编　朱为康　徐　静

副主编　司徒夏昊　郭　鹏　陆俊骏

顾　问　李　雁　田建辉

编　委（以姓氏笔画为序）

马致瑶　王丽丽　王丽祯　毛俊华

文　丹　叶　涛　朱笛忻　任　怡

许　一　李　威　连　强　张　怡

陆云飞　陈　布　陈　旻　陈雪飞

陈皖晴　郑诗芸　武　悦　钟　臻

秦　嫣　徐悠畅　郭　鹏　郭靖涛

崔　闯　滕文静　薛　亚

作 者 简 介

朱为康

　　朱为康，男，主任医师、硕士生导师，朱氏内科第三代传人。现任上海中医药大学附属上海市中医医院肿瘤五科主任，兼任上海市食品安全风险评估专家委员会产品安全专业委员会委员。从事中医防治恶性肿瘤的临床与基础研究 20 余年，具有扎实的理论知识及丰富的临床经验，擅长中医治疗乳腺癌、甲状腺癌和妇科肿瘤、肺癌、肠癌、胃癌等。祖父朱瑞群，首届上海市名中医。朱为康自幼学医，继承家传朱氏内科精髓，参加工作后师从上海市名中医李雁，深得两位中医大师的真传，除肿瘤外，对各种杂病，如头痛、自汗、月经不调、抑郁症、慢性腹泻、湿疹、哮喘、鼻炎等亦造诣颇深。承担上海市科学技术委员会医学创新研究专题项目 1 项，上海市科学技术委员会引导项目 1 项，上海中医药大学教委项目 1 项。发表 SCI 及核心期刊论文 20 余篇，主编专著 1 部，副主编专著 1 部，参编专著 3 部。作为主要完成人获上海市科技进步奖二等奖。

徐　静

　　徐静，女，主治医师，中医内科学硕士，朱氏内科第四代传人。现就职于上海中医药大学附属上海市中医医院肿瘤科，从事中医药防治恶性肿瘤工作多年，擅长中医治疗乳腺癌、妇科肿瘤、肺癌等疾病。承担上海市卫生健康委员会中医药项目 1 项，上海中医药大学教委项目 1 项，参与局级、省部级科研项目 5 项。发表核心期刊论文 10 余篇，参编专著 2 部。

李　序

·····································∽◦◦∽·····································

　　中医药学是中华民族伟大文化宝库中的一颗璀璨明珠。数千年来，中医药学为保障中华民族的生命健康和繁衍昌盛做出了不可磨灭的贡献，是世界医学中具有完整理论体系和卓越临床功效的医学科学，也是现代生命科学的重要组成部分。作为一名中医人，在数十年从事中医药防治恶性肿瘤的临床工作中，我越来越感觉到预防疾病在某种程度上比治疗疾病更重要，在为患者解除病痛的同时，把中医的科学知识和科学思想普及给大众是中医人的责任和使命。中医科普的工作任重而道远！

　　随着社会的进步和经济的快速发展，大众对健康的期待和投入越来越高，自我保健意识也日益增强。在此背景下，学习中医独特的养生理念和"治未病"思想，成为大众的迫切需求，这也催生出种种借由中医科普之名进行虚假宣传甚至封建迷信以牟利的社会乱象。因此，中医科普除了普及正确的中医知识外，还具有弘扬科学精神、破除封建迷信、造福广大群众的使命。这一使命的实现，并非一朝一夕之功。

　　值得欣慰的是，中医科普已逐渐得到广大中医人的重视。随着时代的发展，中医科普的内容和形式也得到了创新和发展。欣喜地看到，朱为康主任医师将其多年来在临床工作中的科普成果汇总成册，撰写了一本面向广大群众及中医从业者的实用性较强的科普著作。全书坚持科学性第一的原则，资料翔实，证据可靠，对于存在争议的地方，考据求证，论说严谨。同时,本书以多年临床实践为基础,从实际出发,致力于解决临床中最常见的问题,针对大众对于中医的疑惑及误区答疑解惑,符合广大群众对中医科普的实际需求。此外,本书语言轻松,通俗易懂,引人入胜,具有较强的可读性与趣味性。

　　本书兼顾科学性与实用性,同时亦不失趣味性,无疑是中医科普的佳作。相信本书能够造福于广大群众及中医从业者,为中医科普事业添砖加瓦。值此付梓之际,乐为之序!

上海市名中医　李雁

2022 年 6 月

自　序

余从十三岁随祖父抄方接触中医至今已三十余载，耳濡目染深知病家疾苦，"一句真言救人一命，一句谬语毁人健康"是真实存在于现实生活中的。

当今社会技术发展迅速，新药物、新疗法、新理念、新的养生观念层出不穷。随着社会的变革，人们的生活规律、生活方式受到了前所未有的冲击，接受西方新型健康养生理念成为当今的主流。随着新媒体的崛起及普及，病家获得健康咨询的渠道变多了，这本身是有利于病患获得更多的健康知识，并取得更佳的康复效果。然成也萧何，败也萧何，新媒体对中医知识的过度包装，各种为了吸引眼球的标题党正在极大地影响着正确中医知识的普及，大量重复、无根据、甚至是臆断的错误中医知识正充斥着大众的视野。大众了解正确的中医知识的途径反而相对变少了，作为真正的中医人，我觉得应该担负起中医科普的重任。

余自从2016年写下第一篇中医科普文章以来，一直秉持着严谨的态度，力求中医内容精确无歧义，同时又致力于运用最通俗的语言，讲述晦涩难懂的中医知识。因为我临床工作繁忙，患者的询问有时并不能一言概之。为了既能让患者解除疑惑又能提高临床工作的效率，我将患者提问较多，并且较为普遍的问题在工作之余撰写成科普文章，为患者答疑解惑。

本书为多年来我所写的科普文章的汇总,每一篇文章都是对临床工作中患者常常提及的问题进行答疑解惑,我的每篇文章都经过了多次修改以符合当今社会的实际情况。我希望中医能在新的时代获得更大的成功,造福更多的患者。

本人能力有限,如有错漏,还请同行、读者不吝指正!

2022 年 6 月

前　言

漫漫求医路——肿瘤病人的求医经历不可谓不曲折艰难。

肿瘤种类繁多,专业分科细致,加之所处阶段不同,治疗调宜千差万别。病人及家属,面对纷繁复杂的信息,要么轻信名人效应,道听途说,以偏概全,追求"潮流";要么盲从亲朋好友,不顾个体差异,照搬经验,求医问药之时,多偏执盲目。最终不少病人及家属因各种错误的理念而耽误了疾病的诊治及康复,着实可惜。

在多年的临床工作中,我们常常遇到病人的提问:"这个可以吃吗?不是忌口的吗?""网上都说这个能抗癌,我天天吃对吗?""我邻居也生这个病,就吃这个药好的,我也吃了很久,怎么没好?"临证之时,我们常需花费大量时间解答这些问题。但诊务繁忙,无法对病人系统解答,病人仍是一知半解。

为了使病人及家属少走弯路,能正确认识自己的疾病,了解中医就诊的正确方法,我们特编纂本书。本书按照章节,分别为读者介绍了中医就诊的流程及中药的煎煮方法,"网红"热门中药材的宜忌,常见慢性病基本的中医诊疗情况等知识。此外,针对大家对中医养生的需求,更是根据季节编写了养生技巧的推荐,针对肿瘤的忌口问题也特设了专门章节进行解答。

我们的文章,全部源自临床实践,针对病人在就诊及养生方面常见的误区进行论述,希望能为广大读者答疑解惑,帮助病人更加有效地进行诊疗活动,早日康复。

　　本书的出版得到了李雁老师和田建辉老师两位顾问的大力支持,在此特别表示感谢!

编　者

2022 年 6 月

目　录

第一章 正确的中药煎煮、服用方法

1. 正确的中药煎煮方法

中医门诊实录

"医生,为什么我吃了中药2周了一点效果也没有?你帮我开药开好点,贵一点不要紧,只要病好就行。"

"医生,我中药吃了胃不舒服。"

"医生,这个中药到底要怎么煎啦?"

这是我门诊一直能听到的话,病人服用中药以后效果不明显,于是要求医生把药量加重,挑选名贵的药物以期增加疗效。还有的病人服用汤药后觉得胃部不适严重从而考虑停药。面对这种情况我一般都会先问一句:"你是怎么煎中药的?"结果十之八九都是病人煎药方法错了。有些病人煎煮2个多小时,有些病人将2天的药放在一起煎,方法千奇百怪。大部分第一次接触中医中药的病人对于煎药是两眼一抹黑,完全不懂。为了让病友了解中药到底是如何煎煮才正确,我和大家详细地讲解一下。

首先是怎么分药。对于从来没有接触过中医的病人来说,分药也是会困扰他们的一件事情。关于中药的包装,目前医院里有2种,一种是大包的,已经由药房的药剂师分好,这种已经由医院分好的中药服用起来比较简单,一大包就是一帖药,一帖药是一天的剂量。比如医生开7帖药,那你就会领到7大包药物,每天服用1帖。这一帖药里有医生开具的各种药物,比如"党参、黄芪、红花"等。还有一种是小包装的药,小包装中药的分药方法就要稍复杂一些。医生同样也是开 7 帖药,病人拿到手里是一大塑料袋的药,这一个大塑料袋中有各种药物的"中包装",每个"中包装"里会有 7 包"小包装"的中药。举个例子来说,医生开了一个药方一共3 味药:党参 9 克、黄芪 9 克、红花 3 克,一共开了 7 帖,那么你会拿到一个大塑料袋,里面有 3 个中型塑料袋,分别是:党参 9 克×7 袋、黄芪 9 克×7袋、红花 3 克×7 袋。病人需要做的是,把药物分成 7 份,每份:党参9 克×1 袋、黄芪 9 克×1 袋、红花 3 克×1 袋,那么这一份就是一天的药量。需要特别说明的是,不是每次服用的药物都是 1 袋的,根据病情不同剂量会不同,会出现比如党参开到 18 克的情况,那么分出来的药物每份就是:党参 9 克×2 袋、黄芪 9 克×1 袋、红花 3 克×1 袋。我临床上指导了好多病人分药,年轻人不会分的比老年人更多,看来我们都要与时俱进啊!小包装药物虽然分药花费了病人的时间,但是因为药物已详细分开,如果遇到特殊情况需要调整药物时会比较方便,不用浪费整整一大包中药。

接下来是将药物浸泡,将一份药放入药罐中(煮药的器具一般无特殊讲究,除了铝锅外都是可以的。比较合适的是陶制煎药罐),煎药前,先用冷水浸泡 20 分钟,用水量根据药量的大小而定,一般将水浸过药面 1 厘米为宜。然后先放到煤气上开最大的火将药煮沸,煮沸后改为小火慢煮,煮药的总时长是从开火到煮药结束为时 20 分钟。煮完后倒出来的药汁大约为小饭碗的半碗左右(200 毫升),如果病人胃口不好,也可以再浓缩一点,这是第一煎药。接着再加水超过药面 1 厘米,不用再浸泡了,以同样方法煮药 20 分钟,也是半碗,这是第二煎药。

病友发现,有时中药包中会有"先煎""后下"的药物,这些药物应该怎么处理呢?"先煎药"需提前单独先煎煮 20 分钟,然后再和其他药物混合在一起煎煮。"后下药"在煮好药前 1 分钟(即煮到 19 分钟时把"后下药"放进去煮即可)。"包煎药"会装在纱布袋中,请不要拆开纱布袋,直接和其他药物一起浸泡煎煮即可,因为"包煎药"有些会引起锅底焦煳,有些会刺激咽喉(病人会觉得服用中药后喉咙发毛),有些则较轻,会漂浮在水面,不利煎煮。如果拆开纱布,那么煮药和服药都会受到影响。

　　这里需要特别说明的是第一煎药和第二煎药不要混合后再分为2份，这样做会影响疗效。因为如果将两煎药物混合起来，那么中药中的"后下"药物功效就会被影响。其实按照中医经典著作《伤寒杂病论》中的煎药方法，药物都是只煮一次的，现在的煎药方法是对1800年前煎药法的改良，但是将两煎药物混合是不甚合理的方法。我主张将两煎药一次性煮好，这要将浸泡药物的20分钟加上2次煮药的20分钟加起来，一共1小时，就把1天的煎药任务完成了。一般情况下第一煎药煮完后等温热后服用，第二煎药放凉后放到冰箱里，等到服药时再加热到合适温度后服用。

　　服药时间也是目前中医临床治疗上的"重灾区"。许多病人服中药的时间是按照"上午10点、下午3点或者是晚上睡前"的方案，这样服药，胃肠功能好的病人还行，但是如果病人本身胃就不好，往往会出现服中药后胃部不适。究其原因，答案显而易见，病人都在空腹喝中药，因为这2个时间点距离正餐的时间已经较长，这时，喝中药或多或少会对胃部产生刺激，从而引起部分病人出现胃胀、胃痛等不适。正确的服药时间应该在早餐及晚餐后的半小时内。如果遇到特殊情况，可以把一次服药时间改至午餐后半小时，这样既不会造成胃部不适，又不会影响中药疗效。

　　现在，很多病人都用自动煎药壶，由于业界对于煎药壶没有统一的标准，电动的煎药壶请按照上述方法自行调节药量、煎药的时间。这里还要特别提醒大家，煎中药并非煮的时间越久就越好。一些病人告诉我，每次服用的中药都煎煮2小时以上，这样可不行。比如感冒病人，我就会特别叮嘱他们药物煎煮时间不能超过30分钟，不然治疗感冒的解表药物会降低疗效。所以具体需要煎药多久还是要听开方医生的，莫要自作主张。

　　中医药是中华民族的瑰宝，我们在去除糟粕的同时需要知道其真正的精华所在，医书中早就提到中医疗效一半在开方，一半在煎煮，二者缺一不可。医生也有重视开方，轻视对病人宣教煎药方法的现象。把病看好是医生的"本心"，作为一位中医医生，我尽自己绵薄之力将煎药这件看似简单的事情原原本本地告诉大家，希望广大病友能真正地吃好中药、把病看好。

2. 明火与电煎药壶的区别

"朱医生,我还是睡不着呀!而且关节疼痛一点也没好!我都按照你说的做了,为什么我的治疗效果还是不明显呢?"病人焦急地问。

"你煎药是用煤气还是用电药壶煎的呢?"我问。

"我用电煎的,用电的很好,我都是煎2个小时,我就怕药煮不透,他们说煮药时间越长效果越好!"病人说。

"那这样吧,你还是试试用煤气煎药,今天我不换药方,下周你来复诊时告诉我睡觉和关节痛会不会好一点。"我说。

"朱医生,这个也有区别吗?我已经煎2个小时了,难道还没煮透吗?"病人很疑惑。

"你这周就用煤气煎药试试看,从开火到结束煮20~30分钟就可以了。"我说。

1周后病人来复诊,坐下就说:"朱医生,神了!我睡觉好点了,关节也不痛了。还有呀朱医生,我发现用电药壶煮出来的药,味道和颜色同用煤气煎的药不一样。以后我听你的,我用煤气煎药。"

"其实这也是要看情况的,我把其中的道理告诉你,你就明白了。"我说。

煤气与电

煤气即明火,自古以来中医煮药都是用明火,明火的温度根据燃烧的介质不同而有区别,我们家用的天然气燃烧一般认为温度可达 1 400℃。明火的好处是每家每户开出的天然气的最大火都是一样的,最小火也差不多,那按照我的煮药方法先用最大火(武火)烧开,再用最小火(文火)煮,20～30 分钟应该能把药煮好。如果药汁太多,那大火(武火)的时间延长 1～2 分钟即可。为什么我一直说 20～30 分钟呢?因为这是祖辈传下来的经验,我也亲自实践多年,是符合实际情况的,既省时省力,又能保证药效。

有做菜煮饭经验的人知道,如果全用大火(武火)煮汤,半小时就能把汤煮干了。这是明火能提供的常规普遍热量。

电

电用来发热与明火不同,不同的电器根据功率不同,产生的温度是不同的,而且电加热是需要过热保护的,即加热到一定温度就要停止加热。

电磁炉　一般炒菜做饭的电磁炉功率为 1 800～3 000 瓦,温度分为多个档次,但一般最高为 250～270℃,这与明火的 1 400℃是有一定差距的。我在云南支边的时候当地没有煤气,用电磁炉做过饭,所以知道电磁炉烧菜与煤气烧菜在火候的掌握上是不一样的。

电热水壶　电热水壶把水煮开一般需要 5 分钟,这个时间与明火煮开水基本相同,那电热水壶的功率是多少呢?是 1 500～1 600 瓦。

电药壶　电药壶的功率与电磁炉、电热水壶相比低得多,普遍只有 500～600 瓦,所以很多人会发现电药壶煮药有时需要 1 个半小时至 2 个小时。而且就算是煮 2 个小时,药汁也不会煮干。

这里就有一个认识误区,曾有病人对我说,我看到电药壶里的水是沸腾的呀,不是应该一样吗?其实是不一样的,都是沸腾,煤气煮半小时肯定煳锅了,电药壶煮 2 个小时水都不会煮干。

所以,用电煎药和用明火煎药,煮出来药汁的味道、颜色都会不一样。

那么电药壶就一点优点都没有吗?其实电药壶是有它的优点的,那就是安全,因为煮药治病的以老年人居多,老年人经常会忘事,煤气煮药经常会烧焦,有安全隐患,而电药壶就没有这个风险,它会自动断电,煮完药后会发出提醒铃声。

 ## 中医小知识总结

明火煮药符合自古以来中医的传统,而且中医用药的经验都是建立在明火煮药的基础上的。如果一旦发现医生开的药明明对证,却没有疗效,那么首先应考虑让病人改用明火煎药。

文章开头的病人因为需要治疗关节疼痛和助眠,因此药方里有一部分矿石类和动物类的药材,可能用电药壶没有把药方煎煮到应有的火候,改用明火后药方才发挥了应有的作用,所以病人才会出现起初无效,后一周起效的情况。

电药壶有功率太低的缺点,但也有安全的优点,对于老年人来说是一个折中的解决方案。不过我建议在购买的时候尽量买功率大一些的,争取能在 40 分钟内把药煮好,这样对药效的影响会小一些。

我建议如果治病有效,用电药壶煮药是可以的。如果治病无效,还是需要采用传统的明火煮药以求疗效。

3. 服用中药的正确时间

有一位特别的病人，因为胃总是不舒服来就诊，胃镜检查仅仅是浅表性胃炎，没有特别的疾病。但是这位病人胃嘈杂（自觉胃中空虚难耐，烦杂不适的表现）的症状很明显，吃了很多西药效果不佳，听说我看胃病疗效不错就来求医。

她复诊时，一进门就对我表示很不满意，皱着眉头说："医生，我是到你这里来看胃病的，怎么吃了你开的药胃反而更不舒服了？你开的药对吗？"

我笑盈盈地说："你别急，我来看一下原来的药方。"

我打开电脑，把她的中药方子调出来左看右看，上看下看，心里犯起了嘀咕。这个方子明明就是根据她的病情量身定制的，就算没有效果也万万不会加重病情呀，应该有其他原因。接下来，我把病人的一日三餐，包括服用保健品的情况等都详细询问了一遍，由于病人长期有胃病，她所有的饮食习惯和结构没有问题，这就更让人纳闷了，到底是什么原因加重了她的病情呢？

"那你每天什么时候胃最不舒服呢？"我继续问道。

"就是吃过中药后最不舒服。喝药的时候胃正好是空的，这个中药一喝下去，真是太难受了！"

"等等，你说你是空腹吃药的？你是什么时候吃药的？"我连忙打断病人。

"别人不是都说,中药是上午10点吃一顿,下午3点吃一顿的吗?"病人认真地说道。

到这时,我终于找到了导致这位病人胃病越来越重的原因了。有一种传言说空腹吃药吸收更好,可以提高疗效,因此现在很多人服用中药都是采用这位病人的方式,选择空腹时吃。其实大多数情况下中药汤剂还是在饭后20分钟左右服用比较合适。特别是胃本来就不好的病人,一定要饭后服用中药,煮药的药量尽量浓缩至150~200毫升,这样既减少了药物对胃肠道的刺激,又不会因服用过量的汤剂反而加重病情。中药和西药的作用原理不甚相同,如果把西医的理论强搬硬套到中医上,则可能会误导病人。自从我嘱咐了这位病人餐后再服用中药,她胃部不适的症状就基本消失了。

这件事情也提醒了我,以后在出诊的时候应当和病人多嘱咐一句吃药时间,或许这样就可以让大家少走很多弯路。

4. 遇到"用时捣碎"该怎么办

"朱医生，请问你一下，我这张药方的'火麻仁'右上角打印的是什么字?"病人问。

"是'用时捣碎'。"我说，"不过我没有特别嘱咐的，可以不用捣碎。"

"啊? 但是药方上印着需要捣碎呀? 不捣碎会影响药物疗效吗?"病人不安地问。

"你这一味药区别不大。"我肯定地说。

"朱医生，请问你能不能不要再开'酸枣仁'了? 我每次用榔头敲也敲不碎，我还没开始煮药就已经累趴下了!"病人苦恼地说。

"哦，酸枣仁你可以不用捣碎，你没有合适的工具不易捣碎，如果效果不佳我建议可以用粉碎机打成粉末后煎煮。"我说。

"啊? 朱医生，为什么你不早说呀，我都敲榔头敲了 1 个月了!"病人有点不满了。

最近总有病人问我中药煎煮前是否需要捣碎的问题，看来我要和大家解释一下"用时捣碎"了。

中医开方书写有很多传统已经被现代化的电脑取代了,所以造成很多传统的概念被混淆了。同时,因为中医现在真的演变成"医"和"药"分家了,所以医生只管开药,药房只管发药,各自有各自的监管部门和规矩,因此造成医生开具药方时没有书写"用时捣碎",而药单上打印着"用时捣碎"的问题。

传统手写药方的时候在每味药的右上角会写上炮制和煎煮要求,比如"炙""炒""先""后""包""煅""各"">"等,我解释一下以上标识的意思。

"炙"是指炮制方法,指将饮片加入液体辅料后加热炒制,常见的辅料有蜂蜜、酒、醋等。因为目前都习惯把炙写在药名前而不是写在右上角,故而如果看到"炙甘草",其实就是蜂蜜炒制过的甘草,它的药性与"甘草"是不同的。炙法可用来缓和药性、增强药性、改变药性,并无定式,而是根据病情灵活运用,因为在旧时,坐堂医生开方后就到边上的药柜抓药,药工根据医生的要求当场炮制药品,所以才会留下中药右上角的"备注"。

所以这里提醒一下有"某度搜索"习惯的病人,不要自己写一张四不像的药方来门诊找医生开方,其实您连自己开的药需要"炙""生""焦"都没搞清,谈何疗效呢?

"炒"指将饮片置入锅中加热翻炒,炒制分单炒(清炒)和加辅料炒,上海地区的"炒白术"和"炒白芍"是用蜜麸炒的。

"先"指先煎,指此药物在与其他药物一起煎煮前,需要单独先煎煮20分钟。现在电脑输入后,常写在药品的右上角,写作"先煎"。

"后"指后下,指此药不需要煎煮20分钟,只需要煎煮很短的时间。至于这个时间是多久,我常常是嘱咐病人只需要煮"1分钟"的,而打印在医院塑料袋上的中药煎煮要求都是写"5分钟",病人记住后下"1分钟"足够了。

"包"指包煎,即用纱布包裹住药物煎煮,因为有些药物有细小的绒毛会刺激咽喉造成服药不适,如枇杷叶。或者有些药物太过轻细不宜撒入锅中煎煮,如青黛。

"煅"是指将质地坚硬的矿物质或贝壳类药物采用高温煅烧,使之松脆,有效成分易于煎出,如煅牡蛎、煅龙骨等。

"各"并不是指炮制方法,"各"是简写,一般是将两味经常一起使用的药材合并书写,节省书写字数用的,如"炒谷麦芽各 9 克"的意思就是"炒谷芽 9 克、炒麦芽 9 克"。

"＞"指打碎,就是把药物打碎后再交给病人,应该就是现在的"用时捣碎",在早些时候称为"随用随打",意思是临到用时打碎。这里有一个问题,捣碎到底是病人的工作还是药房的工作? 我提出个人的意见,我认为让病人做这一类工作是不合适的,一来病人缺乏专业知识,二来病人也没有合适的工具。药厂还是应该考虑到病人的实际需求来具体操作,而不是简单地将事情推给病人。

此外,我还要讨论一下"用时捣碎"的合理性。根据《中华人民共和国药典》(以下简称《药典》)规定,有 70 种左右的药材需要"用时捣碎",其中大部分是种子类的药材,因为种子外壳坚硬,药物有效成分不容易析出,所以要"用时捣碎"帮助药物能充分煎煮析出。不过因为《药典》版本更新多次,有些药物在旧的版本中需要"用时捣碎",而在最新版中却没有捣碎的炮制要求,比如上文中的"火麻仁"在最新的 2015 版《药典》中就没有需要"用时捣碎"的要求,但到了 2018 版的《上海市炮制规范要求》中又规定要"用时捣碎"。

再比如,根据规定"苦杏仁"是需要"用时捣碎"的,但是实际上苦杏仁的质地偏软,也无坚硬的外壳,所以是否真的需要捣碎是可以探讨的。而且在《伤寒论》中记载含有苦杏仁的药方中,煎煮要求都没有提到需要捣碎,我的观点仅供大家参考。

 中医小知识总结

根据相关规定,一些特定的药品需要"用时捣碎",但考虑到一部分病人年龄比较大或者客观条件不允许,我给出折中的方案：最好能用时捣碎,实在不方便操作的,也可以不用捣碎。如果药品一定需要捣碎,我都会单独嘱咐病人。

临方炮制是中医用药的关键环节。所谓临方炮制就是根据医生具体开方的要求来炮制药品,同一味药物姜炙、酒炙、醋炙、盐水炙,功效各不相同,可惜目前临床运用的比较少。

5. 中药有丸散膏丹,究竟有何不同

"朱医生,我要出国 6 个月,请问你除了草药和代煎药,还有其他的剂型吗?"病人要出国一段时间,但是中药又没法带上飞机,而且体积太大,半年的量行李箱也装不下。

"这个我没有办法。"我回答道。

"朱医生,我要去旅游 2 周,但是我不想断中药,你说有什么办法吗? 中药一停我睡觉就不好了。"病人问。

"要么带点中成药?"我说。

"中成药效果不好呀,你上次就是给我带的中成药,效果不太好。这次最好还是带你开的中药汤剂,行吗?"病人坚持。

"这个我没有办法。"我回答道。

"朱医生,我很忙,实在没有时间煎药,自己煎药效果是很好,但是我下班到家已经很晚了,再煎药实在太累了,而且我基本每周都要出差,服中药总是断断续续的。你看有什么办法吗?"年轻白领问。

"你最好不要停药,因为你是要调理月经的,停药效果就差了。你想办法克服一下。"我说。

"真的没办法呀,朱医生,你有什么办法吗?"白领问。

"这个我没有办法。"我回答道。

多少年过去了,我总是面对着这些同样问题的困扰。一方面病人有着医疗上的原因不能中断服药,另一方面中医却只有汤剂一种剂型提供给病人,汤剂携带不便的缺点是显而易见的,同时煎煮的麻烦又无法避免,所以在门诊坚持服用中药的病人真的值得钦佩,他们都有巨大的毅力和坚持。

但是中医看似无解的困局其实自古就有解决的方案,中药本来就不止汤剂一个剂型。常见的剂型有汤剂、丸剂、散剂、膏剂,后三者俗称"丸散膏丹",有一部分丹即是丸剂的一种,一般由贵重药所制,因此不称丸,而称为丹。由于各种原因,"一人一方"的丸剂、散剂已经很久没有在上海的医院中出现了。

汤剂　就是把中药浸泡、煎煮后喝药汁,药汁就是汤剂,目前很多人认为的中医"唯一"剂型,它的特点是起效快,并且相对其他剂型制作快速,所以可以面对复杂的病情,做到随时调整用药辨证施治。

丸剂　包括蜜丸、水丸、浓缩丸等。蜜丸以蜂蜜作为赋形剂,一般制作成大丸,如石斛夜光丸(治疗眼睛昏暗模糊等)。水丸是用水黏合而成的小丸,相比蜜丸更容易吸收,丸粒小,便于吞服,但制作工艺复杂,如六神丸。

浓缩丸　我认为这是丸剂里最佳的剂型,它是将中药充分煎煮后,将药汁浓缩成膏,然后将膏通过加工做成丸剂。它的优点是有效成分高、体积小、易于服用,因为是由医生所开方剂制作而成,因此可以治疗各种疾病。

散剂　传统的散剂是将药物研磨成细粉,有便于携带、吸收快、不容易变质等优点。而现代的新型散剂是另一种制作工艺,它将汤药煎煮后利用喷雾干燥的方法把水分彻底抽出,只留下药粉。这种散剂与中药颗粒剂是不同的,首先,颗粒剂是一药一个颗粒剂单独制作而成的,配方是多种颗粒剂合在一起,但是每种药之间是没有共同煎煮的过程。新型散剂是将药方放在一起煎煮后再制作的粉剂,药物是有相互作用的,这点非常重要,中医开方子用到的很多药是需要相互煎煮才能发挥药效的。其次,中药颗粒剂是有辅料的,比如塑型剂。新型散剂只是把水分抽掉,没有任何辅料,并且溶解度非常高,基本是入水即化,这是很大的优点。

膏剂　分内服和外用。上海市中医医院骨伤科的"2 号敷药"就是外用膏剂。内服膏剂最为常见的就是冬令进补的"膏方",进补的膏方通常是"一人一方",当然内服的膏剂也有预先做好的,比如"川贝枇杷膏"。膏剂的制作时间周期较长,一般 10～14 天,所以不便于及时换方,比较适合人们调理养生用。

终于等到"官方的"丸散登场了。

"朱医生,我没时间煎药,你有办法解决吗?"病人问。

"有的,你要做成丸剂还是散剂?"我回答。

"有什么区别呢?"病人问。

"二者都携带方便,药效很接近自己煎煮的中药,可以根据你自己的喜好来选择。如果你出去旅游我比较推荐浓缩丸,服用较方便。如果是小孩子,不会吞药,那就做成散剂,容易服用。"我说。

目前上海市中医医院除了传统的汤剂,还有"一人一方"私人订制的"浓缩丸"和"散剂"两种剂型可以选择了。

当然"一人一方"定制加工也有缺点,它的缺点是加工费需要自费,目前价格是 25 元一帖,2 周药的加工费共计 350 元。但与颗粒剂不同,颗粒剂是全部自费,而丸散是只收加工费,中药药材仍属于医保范围,所以可提供大家更多的选择。

中医小知识总结

一人一方,定制加工浓缩丸和散剂,是上海市中医医院推出的特色中医服务,它解决了汤剂的短板,改变了传统汤剂不便于携带、体积庞大的缺点,提供了更为灵活的剂型。

对于时间比较宝贵的上班族、正在念书的孩子、经常出差的人群,还有经常外出旅游的病人,需长期出国的人士,浓缩丸和散剂是新的中药解决方案。

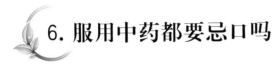

6. 服用中药都要忌口吗

中医门诊实录

"医生,我是不是不能吃海鲜?"

"医生,我一点也不能吃牛肉、羊肉,对不对?"

"医生,吃中药时是不是绝对禁止吃辣的?"

每天在门诊我都会遇到病人问这样的问题。在大学里并没有一门课、一本书是真正地论述中医忌口的,所以到底中医如何忌口其实并没有一套很完整的理论,因此民间有民间的说法,医生有医生的说法,其中有诸多矛盾之处。我自幼跟随祖父抄方学习,结合家学和当今社会的实际情况我给大家梳理一下肿瘤病人忌口的原则,希望能对大家有所帮助。

首先我们简单地说一下服用中药时为什么要忌口。病人来到医生处看病,医生开出处方给病人治疗,同时医生嘱咐病人在治疗期间不能食用一部分特定的食物,这就叫忌口。那为什么一些特定的食物不能吃呢?这是因为一些食物会加重病人的疾病或者影响药物的疗效。举例来说,如果病人感冒发热39℃,那么不消化的食物就是需要忌口的食物,因为大家都知道发高热的时候是不能吃大鱼大肉的,一是因为病人本身没有胃口,二是因为吃得太多也不容易消化,不利于疾病的康复。

中医界比较普遍的忌口有以下几种情况。

忌萝卜 为什么要忌萝卜呢?因为中医调理中很多情况会用到人

参、黄芪之类的补气药品,而萝卜是"破气"食品,因此在服用补气中药调理的时候不宜吃萝卜,防止人参等药物的药性被削弱。

忌海鲜　过敏性疾病的病人会因为海鲜过敏诱发或加重病情,比如过敏性哮喘、过敏性皮炎等,因此如果在知道某一类海鲜是肯定会引起过敏的情况下,这一类海鲜就应该终身忌口。同时过敏食品不局限于海鲜,比如有人对花生过敏,那么花生也需要忌口。这里需要特别指出的是肿瘤病人认为海鲜是"发"的,一点也不能碰,这其实是不对的。所谓的"发"主要是针对哮喘、皮肤病等情况来说的,不是肿瘤的"发"。所以偶尔食用海鲜对于肿瘤病人来说是可以的。

忌牛羊肉　常有肿瘤病人对我说牛羊肉不能吃,其实这也不是绝对的。羊肉不能吃是由于古时候如果皮肤有脓疮的话,吃羊肉会诱发脓疮恶化,因为脓疮是热性的,这时候吃羊肉无异于火上浇油,牛肉的性质是温热的,所以道理就和羊肉相同。但是如果肿瘤已经手术切除了,而病人体质又是怕冷、手脚冰冷的情况,适量吃一些牛羊肉是可以的。

忌茶、咖啡　茶叶和咖啡因为含有咖啡因会有微弱的兴奋作用,所以睡眠不好的病人需要忌口,茶叶和咖啡对于肿瘤治疗来说没有影响,可以适量饮用。

忌绿豆　肿瘤病人在中医治疗的时候是需要尽量减少食用绿豆的。这里有两个原因,一是绿豆药性寒凉,而肿瘤病人治疗中会用到性质寒凉的抗肿瘤中药,两种寒凉药物相加会影响人体的脾胃功能。加之许多人在夏季都有喝绿豆汤的习惯,如果肿瘤病人本身已经在长期服用清热解毒的药物,再同时大量食用绿豆的话会造成脾胃功能受损,严重者甚至会引起胃肠道不适。所以夏季时肿瘤病人需要注意绿豆、西瓜等凉性的食物应当减少食用。二是由于绿豆在中药里有"解百毒"的作用,它能减轻大部分有毒药物的毒性。抗肿瘤的方子里会有一些以毒攻毒的草药,遇到绿豆后毒性可能减少,那么抗肿瘤的作用也会受到一些影响。因此肿瘤病人对于绿豆要尽量少吃。

以上都是传统的忌口,下面我来说一下当今社会比较特殊的忌口情况。

　　肿瘤病人是一类比较特殊的病人，由于现在社会上各种渠道的资讯非常发达，各种抗癌食品、保健品充斥在肿瘤病人和病人家属的视线内。肿瘤病人往往会不知不觉就"中招"了。我来说一个门诊病人的真实故事：一天，有一个正在做化疗的病人到我门诊复诊，她说她一天拉肚子要7～8次，因为她在化疗以前就在我的门诊服中药调理，所以她要求把中药方子修改一下，帮她止止泻。我一看我上次开具的处方心里就一阵嘀咕："不会呀，这个方子本身是补气健脾帮助她调理身体的，本来就有一部分止泻的作用，她怎么反而拉肚子了呢？"因为我对于自己的中医专业水平还是很有自信的，所以我撇开方子直接开始询问病人一日三餐的进食情况，这不问不知道，一问全明白了。这位病人因为担心自己白细胞计数太低，因此每天吃大量的红枣、赤小豆、血糯米、蛋白粉，外加1天1根海参来预防白细胞计数降低。我连忙叮嘱她这些东西都先不要吃了，一来对于升高白细胞计数帮助不明显，二来由于病人本身胃肠功能较差，"无福消受"这些"大补之品"。病人往往不知道人体的胃肠系统如果超负荷后就会出现呕吐或者腹泻的情况，反而会认为身体虚弱需要加强进补，结果就像这位病人一样，吃了很多，但身体一点没有利用到，补品都匆匆地做了一次人体"半日游"。所以对于这位病人来说，现阶段的忌口原则就应该是"忌补品"。等到病人化疗结束以后，胃肠道功能恢复，这些补品就可以食用了，到那个时候就不用"忌补品"了。所以，很多时候看病不是简单的一句话能解决的，而是需要"因人制宜"。

　　以上，我对中医的忌口做了简单的梳理，希望能对大家有所帮助。其实每个人的具体情况都不同，中医很难有一种原则做到放之四海而皆准。如果碰到难以判断的情况，切莫自作主张，而应咨询正规的医生，以得到正确的指导。

7. 感冒期间能否服用调理的中药

中医生活实录

春季是感冒的高发季节，往往中午还烈日当头，晚上就寒风瑟瑟了。我有一个老同学，长期睡眠不好又耳鸣、耳聋，一直在我这里调理。

他问我："老同学啊，我感冒了，你开的调理身体的中药是要暂停，还是可以继续吃？"

我笑着回答："感冒了，你的调理中药是要暂停的。"

同学接着问我："为什么呀？其他医生都没有告诉我感冒了到底能不能吃中药，道理是什么呢？"

我愣了一下，一拍额头，对呀，我真的没有详细地跟病人解释过这个问题呢，下面我就来详细说一下。

在青霉素没有发明的年代，中国人无论大小疾病，感冒发热、头痛脑热，大多是中医来治疗的，和大家现在所认为的不一样，中医绝不是只能调理。对于感冒发热，早在 1 000 年前中医就有很明确有效的治疗方法了。简单地说既有治疗感冒的中药，也有补身体（调理）的中药。我先来解释一下治疗感冒的中药。

中医对于感冒是这样理解的，举个最简单的例子，人体就是一幢"房子"，正常的情况下，"房子"的门窗是关着的，防止"坏人"闯进来。而感冒病毒就是"强盗"，"强盗"破门而入进了"房子"搞破坏，所以人就得了感冒。这时候中医会运用治疗感冒的中药方子把"强盗"赶出"房子","坏人"离开了，那感冒自然就好了。

中医对于调理身体也可以用上面的比喻来说明。人体是一幢"房子"，但是"房子"的"门"关不牢了，"窗户"也破了，所以"强盗"不费吹灰之力就能闯进来搞破坏，所以这类病人平时就很容易感冒。调理的中药起到的作用就是把"门"修好，把"窗户"补好、关好，这样"强盗"就进不来了，人就不容易得病了。

那么感冒期间还能不能吃调理的中药？答案显而易见是"不行"。"强盗"现在正在房子里，你用调理的中药把"门窗"都修好了，再把"门窗"都关死了，"强盗"想出去也出不去了，所以现实中的情况就变成一场小感冒拖了2周也好不了。我经常遇到这一类病人，因为病人没有及时就诊，医生也没有详细地说明，在调理期间感冒了，还继续吃调理的中药，造成感冒迟迟不能痊愈，中医把这种情况叫作"闭门留寇"。

 中医小知识总结

病人在感冒期间，应先暂停服用之前用于调理身体的中药，吃几帖针对感冒的中药把感冒病毒赶出去就无大碍了，等感冒彻底好了再继续服用调理身体的中药。

8. 感冒的忌口小窍门

　　流感季节，门诊有很多病人都因感冒而中断原来的调理中药，改服治疗感冒的方子。今天我看到朋友圈里一位好朋友贴出了一张自己静脉补液的照片，照片下写着自己高热不退，只能去医院打吊针（静脉输液）。我觉得很奇怪，因为这位朋友 1 周前就感冒了，按照病程他应该已经好了，怎么反而又发高热了呢？我立即拨通了他的电话关心一下。

　　这不问不知道，一问吓一跳，原来朋友的感冒本来已经快好了，但是就在第四天的时候他管不住自己的嘴，去吃了一顿"日料"，生鱼片吃了不少，回来之后高热就没退过。我想起曾经见到过网上和民间流传着各种感冒期间能帮助恢复的食物，比如鸡汤、大蒜、水果等，其中很多观念是不对的。

　　自古以来中医对于感冒的忌口就有明确的记载，就算是今天来看也一点都不过时。《伤寒论》中已经明确指出感冒期间不能进食以下食物：生冷食物、酒、油腻肉类、糯米类以及气味厚重的食物。中医的这些忌口食物主要是指不容易消化的食物，虽然大部分大家能够理解，但是内容和时下流行的感冒忌口说法还是有点差异，比如现在很多人认为感冒多吃水果是有利的，那到底这个说法是对还是错呢？

　　中医认为感冒是"家中进贼"，身体被"坏人"闯进来捣乱了。因此根据这个理论，把我们的身体比喻成一个"工厂"，这个"工厂"一共有 100 个"员工"，其中 80 个"工人"负责生产（消化功能），20 个"保安"负责保护安全（免疫功能），感冒的时候因为有"坏人"闯进了"工厂"，所以"工厂"将抽调 50 个"工人"去做"保安"，这样就变成了 30 个"工人"和 70 个"保安"。

因为"工人"减少了大半,所以工作量肯定是降低的,反映到人体上就是"消化能力"下降,所以这时最好的办法就是吃一些易于消化的食物,让这30个"工人"也能把工作做好,让70个"保安"把"感冒病毒"赶出去。

如果这时候反而吃生冷的食物、大鱼大肉,甚至是鸡汤补身体,造成30个"工人"没办法把工作做完,那怎么办? 只能从70个"保安"里抽调回50个人来帮忙消化食物,但是剩下20个"保安"怎么斗得过感冒病毒呀?

所以根据人体的实际情况,感冒期间应当尽量进食易于消化的、温热的食物,不要再加重食物消化的负担,让机体的大部分能力去对抗感冒,这样才能早日康复。我朋友在感冒都快要痊愈的时候吃了生鱼片造成感冒复发,就是活生生的例子。希望大家能掌握感冒期间的忌口窍门,早日康复。

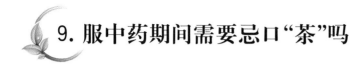

9. 服中药期间需要忌口"茶"吗

中医门诊实录

"朱医生,请问我能喝茶吗? 我一直有喝茶的习惯,他们说肿瘤病人喝中药后就不能喝茶了,是不是这样呀?"

我出门诊时,总会遇到病人问饮茶的问题,其实关于能否饮茶是要根据不同情况区别对待的。

首先我先来说一下中医对于茶的认识。其实很多人有所不知,虽然茶是我们日常生活中随处可见的一种饮品,但其实茶自古就有药用价值。中医就有用浓茶来治疗头痛、用生姜和茶来治疗痢疾等记载。与大家所普遍认为的不同,古人对于茶的益处颇为了解,同时对其害处也有着详细的记载。根据李时珍的《本草纲目》记载,茶的性质偏寒凉,有去脂肪、使人瘦的功效,同时也有使人精神兴奋的作用,这与现代研究发现茶叶中含有咖啡因相吻合。同时提出茶叶不适合大量饮用,尤其不能喝冷茶和空腹喝茶。李时珍本人年轻的时候很喜欢喝茶,每次新茶上市都会喝上几碗,喝到微微出汗为止,喝后觉得很爽快。但是李时珍中年的时候发现自己的脾胃功能出现了问题,每次大量饮茶后,要么觉得恶心不适,要么就是遇冷腹泻,因此他在《本草纲目》中特别指出饮茶一定要有节制。不过李时珍时代的茶应该是以绿茶为主,因为红茶是在 17 世纪才开始流行的,红茶经过加工后性质出现了变化,性质转为温性,其对于脾胃的损伤较绿茶为小,其他功效和绿茶相似。

有一种"肿瘤病人不能喝茶"的说法,其实这个说法要从茶叶的功效和副作用来判断,是因人而异的。

首先,失眠和睡眠质量不好的病人不宜饮茶,因为茶叶中的咖啡因有令人兴奋的作用,会使病人更难入睡。如果真的想喝茶的话,可以早上喝,以免影响睡眠。

其次,贫血的病人不宜长期大量饮浓茶,因为茶叶中的物质会与铁相结合,减弱人体对铁质的吸收,久而久之会造成缺铁性贫血。如果本来就有贫血的病人长期大量饮浓茶,那就雪上加霜了。

 中医小知识总结

　　适量地饮茶对于肿瘤病人是没有损害的。需要注意的是:绿茶偏凉,对于胃热的人比较适合;红茶偏温,对于胃寒的人更为适宜。睡眠不好的人尽量少喝茶,贫血的人不宜大量饮茶,正常人饮茶也要注意量,过量饮茶对人体也是不好的。

第二章

常见中药误区

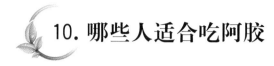

10. 哪些人适合吃阿胶

中医门诊实录

"医生、医生！最近不行了，胃胀得要命了，吃一点点东西就胀得不得了。你说到底怎么回事啊？"一位病人一进门就嚷嚷着。

这是我的一位患胃癌的病人，术后已经三四年了，一直恢复得很好，在中药调理下体重一直在慢慢增加，怎么突然就吃不下东西了？我看了一下病人的舌苔，发现又厚又腻而且泛黄严重，怪不得她吃不下东西，她的脾胃消化功能出现了问题，中医认为这种情况是湿热堆积在胃部了，造成了胃胀、胃堵。我看了她最近的方子，都是调理脾胃功能的中药，按理应该不会有这种情况发生的，这是怎么回事呢？

我随后问她："最近有没有吃什么别的补品？"

她说："我最近吃了阿胶，是亲戚送给我的，听说很贵，所以我很卖力地在吃。"

我说："阿胶吃起来还有很多讲究，你知道吗？"

病人眨巴着眼睛看着我，说："我不知道呀，我什么都不懂，听说吃阿胶对身体很好，我就吃了呀。"

我哑然失笑，现在老百姓经济条件好了，我们中医治病还得时刻提防病人自己乱吃补品啊。这位病人胃胀其实就是吃阿胶引起的，这里我就来说说吃阿胶的注意事项。

阿胶是滋阴补血的一味名贵药材,距今已有千年的历史了,功效卓越,临床上给适合的病人服用效果很好,特别是对于因肿瘤放化疗造成贫血或白细胞降低的病人,阿胶的补血作用真是立竿见影。但是世间万物常常是有一利就有一弊,阿胶有影响消化功能的缺点。因为阿胶是用驴皮熬制的,中医界俗称"荤胶",它的优点是药力大,缺点是消化困难。这个道理就好比一个人一天三顿都吃素菜问题是不大的,但是一天三顿都吃大鱼大肉,全部是荤菜,那么消化功能不好的人就受不了。所以在服用阿胶的时候,为了减轻它的副作用,就需要在烊化时加入少量黄酒一起煮,黄酒的作用一是解阿胶的荤腻,二是借助黄酒的推动作用帮助人体消化阿胶。医生给病人开阿胶的时候一般都会在中药药方中配合增强消化功能的药物来抵消阿胶的副作用。

这位病人因患胃癌开过刀,消化功能本就比常人要差,加上她不知道这些讲究,也没跟我提起她在服用阿胶,所以相应的改善副作用的中药没有及时用上,造成她把自己的身体"补坏了"。还好我找到了病因,我让病人先停用阿胶,然后开了1周调理脾胃消化功能的中药,1周后病人的胃胀、胃堵症状就彻底好了。

 中医小知识总结

大家在进补的时候千万不能听风就是雨,适合自己的是"补药",不适合自己的那就是"毒药"哦!

11. 哪些人适合吃三七

"医生,你说我为什么老是有口腔溃疡?我吃东西已经很注意了,平时吃的都是清火的东西,但还是口腔溃疡了。我搞不懂了,你药给我开好一点吧,谢谢你!"一位老阿姨说道。

我耐心地问完病史,看完舌苔,搭好脉,笑着对她说:"阿姨,问题不大,我开7帖药,您吃完肯定会改善的。"于是我开了针对口腔溃疡的清热解毒药方,让病人吃完后来复诊。对于这个阿姨的情况我还是有八成把握能"药到病除"的。

1周后病人来复诊,溃疡照旧,效果极微。我自己也觉得纳闷,小小的溃疡对于中医来说真的只是小问题,就算没有痊愈也不至于疗效这么差呀?我百思不得其解。这时我想起了祖父对我说过的一句话:"如果药没有开错,那就要在病人自身的生活饮食习惯上去找病因。"于是我把病人的生活起居、饮食全部问了一遍,这才发现了问题所在。这位阿姨的问题是出在每天自行服用2包"三七粉"上。我连忙嘱咐病人先把三七粉停一下,阿姨不同意,她说:"三七粉是好东西,电视、网上都说三七粉可以预防脑梗死、高血压、高脂血症,每天吃还能抗肿瘤呢,怎么不能吃?"

这位阿姨只知其一,不知其二。三七是一味有名的中药材,它主要的功效是活血止痛,因此对于脑梗死等血瘀造成的疾病运用三七来预防是有理论依据的,此外对于咳血、尿血等出血类的情况三七也有奇效。但是世间药物有一利必有一弊,三七本身的性质偏于温热,体质平素就有湿热的病人长期服用会加重湿热。这位阿姨本来身体就偏湿热,再长期服用三七,造成内热加重,表现为口腔溃疡长期反复不愈。治病求因,找到问题所在,问题就能迎刃而解,我把道理跟阿姨解释清楚,让阿姨还是吃同原来一模一样的药方,只是把三七停用,1周后再来复诊。

阿姨疑惑地离开了,1周后开心地来了,她说真的就像我说的那样,停用三七3天后口腔溃疡就好转了,5天后就彻底好了。她感谢我说:"医生,还好你告诉我了,不然我还真的傻乎乎地拼命吃三七粉呢,看来我的体质不适合吃三七粉。"能把病治好,这是让我最开心的。

 中医小知识总结

从这件事上我也感到随着人们生活条件不断地提高,医生看病的情况也和以前大不一样了。祖父教我看病时多是嘱咐病人进些补品,而现在的情况是需要避免病人自行胡乱进补。看来医生也应该与时俱进,把实际社会情况结合到看病中来,做到能最大限度地解决病人的疾病。

12. 哪些人适合吃生姜、大枣

近日,有一位女性乳腺癌病人,手术化疗以后一直在我的门诊服中药调理。她刚来看病的时候是以情绪焦虑、失眠、头晕等症状为主,经过一段时间的中药治疗,这些症状都明显好转了。

2周前这位病人来就诊,说:"朱医生,我口苦,早晨起来发觉舌头很黏,舌苔很厚,不舒服。"我看病人舌苔厚,略微发黄,结合病人脉象,诊断为脾胃湿热,因此我调整了中药,以健脾清热化湿的药物来改善病人口苦口黏的症状。

1周前这位病人又来了,对我说一切症状都没有好转,反而加重了,我觉得非常奇怪,按照我的经验来说,2周前开具的中药应该有效的呀,就算无效也不会加重啊。我再次看了病人的舌苔,我的天啊,病人的舌苔比2周前还要厚,而且发黑。经验告诉我,不是我药物开得不对,应该是病人自己在家中除了正常一日三餐外肯定服用过其他的补药了。

果然不出我所料,病人在我的询问下告诉我,她每天吃红枣和生姜。我说三伏天加上你这个体质,怎么能吃红枣和生姜?病人回答我说是"微信"上说的,而且她的"理论知识"比我还丰富,她不但自己天天吃,还叫自己的小姐妹也天天一起吃,听得我哭笑不得。

我赶紧叮嘱病人把红枣和生姜停用,并且只能服用我再次调整

033

的中药和一日三餐。本周病人复诊，舌苔已经转白转薄，趋于正常。病人对我说："我现在嘴巴不苦了，舌头也舒服了。可是，网上不是说生姜是化湿的吗，我不是湿热吗？为什么吃了生姜，症状反而加重，不吃却好了呢？"

"一天三颗枣，青春永不老""冬吃萝卜夏吃姜，不劳医生开处方"，这是关于枣和生姜在网络上比较流行的观点，但是这些观点是绝对正确的吗？适合每一个人，特别是适合"你"吗？网上没有给出合理的满意答复。而且一些观点只说"好处"不说"坏处"，我作为医生在给病人提出指导意见时，首先要考虑药物、食物的副作用，而不是只要有疗效就行。在我接诊的病人中，绝大部分都是不需要进补的，或者说他们的体质在炎夏的特殊时节是不能随便进补的。

首先，很多人可能不知道红枣和生姜的寒热属性。所谓寒热属性就是我们俗称的"热性的，凉性的"，红枣和生姜严格意义上来说都是热性的。而且红枣和生姜都属于药食同源之品，所谓药食同源就是说此类食物是可以作为药物来治疗疾病的。所以红枣和生姜的热性程度要比一般的食物要高很多，因此对于人体的影响会比较明显。

众所周知，大枣可以补气，特别是可以补中气。因此，本来就消化不良、腹胀、胃胀的病人就不能多吃，大枣吃多了是不利于消化的。再者，因为大枣是热性的，所以在感冒咳黄浓痰，或者牙痛、牙龈肿痛的时候是不能吃的，吃了反而会加重病情。

小时候，父母在我们受凉淋雨后都会给我们煮一碗生姜水喝，以防止感冒，这是借助生姜的温热及发散的药性来把寒气从身体里赶出来。因为生姜为热性，所以本身就已经有内热的病人吃了以后等于是火上浇油。另外，生姜有发散出汗的特性，长期过量服用会损伤到阴，阴阳不平衡了，人体就要生病了。

因此,大枣和生姜虽好,但是给了不适合的人,在不适合的时间吃了,补药反而成了"毒药"。病人对于健康的渴求促使他们从各种渠道获得养生的知识,但是由于没有专业知识的指导,病人最缺少的就是判别获得的信息是否正确的能力。

人体是由阴阳组成的,因此阴阳二方需要达到平衡,人体才能健康。举个例子,人体是一个"房间",人待在"房间"里,人体感觉最适宜的温度是 20℃,那么阴阳平衡的时候"房间"温度就是 20℃。

如果"房间"的温度变成 0℃,人就会感觉到很冷,这时候阴阳平衡被破坏了,阳不够了,此时我们就要"开暖气"使"房间"的温度回到 20℃,那么"开暖气"就是补阳,转换到现实的手段就是吃热性的药物或者食物,比如红枣、生姜。

这位病人的情况是,"房间"温度是 20℃,但是"房间"的"主人"反而在开"暖气"(吃红枣、生姜),那么"房间"的温度变成了 40℃,可想而知"房间"的"主人"肯定会热得受不了,于是就造成了上文中这位病人出现的问题。我采取的方法很简单,我让"房间"的"主人"把"暖气"关掉了(停服红枣和生姜),并且我稍微开了一点"空调"(病人吃的汤药里加了抑制阳的药物),这样"房间"的"温度"恢复到了 20℃,病人的病自然就缓解了。

13. 人参与西洋参的异同

冬季寒风萧瑟，对于广大老百姓来说正是冬令进补的大好时节。我在门诊被问得最多的问题是："医生，我家里买了很好的西洋参，我能进补吗？""医生，我能吃高丽参吗？"其实每个人的体质都各不相同，因此在冬季进补的时候所服用的药材还是有很大区别的。

首先，我先来帮大家梳理一下市面上的主要"参类"，生晒参、红参、西洋参等到底有什么区别？一些人能够大致分辨，但是对于服用的人是否合适，就不是每一个人都能弄清楚的了。

人参是中药中非常重要的一味药材，纯野生的人参叫野山参，简称山参，但是由于现在需求旺盛，纯野生的山参已经几乎买不到了。现在大部分的野山参其实是人工栽培的，只要质量过关，人工栽培的野山参药效也是很好的。人工栽培的人参称为园参，园参占目前人参的绝大部分，我们大家平时所说的人参其实指的就是园参。

什么叫生晒参呢？我们把经过晒干或者烘干的人参称为生晒参，或者俗称为白参。生晒参疗效偏于补气，性质比较滋润，在药物疗效上主要有降低血压、抗疲劳、增加体重的作用。

什么叫红参呢？我们把经过蒸制后干燥的人参称为红参，红参的颜色偏红褐色，这也是红参和生晒参外观上的区别。市面上比较常见的高丽参就是红参的一种。红参在疗效上偏于补血，对于抗病毒和增强心脏收缩能力比较强。

生晒参和红参到底有什么区别呢？其实红参和生晒除了外观上的颜色区别外，最重要的差别是红参相对于生晒参性质偏温热，因此，如果服用的人本身体质偏于湿热、容易上火，那么服用红参就不太适合。如果病人平时体质不错，但是容易口干的话，服用生晒参就比较适合。

西洋参是我们最为熟悉的保健品之一，所谓西洋参其实是明朝时传入中国的一种参，那么西洋参和我们祖国的人参有什么区别呢？西洋参和人参的作用有较大不同，西洋参性质偏凉，比较适合治疗肺热的病人，比如长期抽烟、干咳无痰的病人可以服用西洋参。还有一类人服用人参后会出现上火的情况，那这一类人可以用西洋参代替人参来服用滋补身体。

人参和西洋参除了适应的人群不同外，作用又有什么不同呢？肿瘤病人到底服用哪一种参才合适呢？简单地说，人参相比于西洋参来说抗肿瘤作用更强，而且大补元气，因此对于胃癌、肠癌等消化道肿瘤病人来说，如果不是体质十分特殊的话，服用人参的效果会比西洋参更好。对于肺癌等呼吸道肿瘤的病人，特别是放疗后的病人来说，西洋参可能更合适。因此，肿瘤病人在挑选保健药品的时候还需要根据自己的体质和疾病情况，做到"选对的"而不是"选贵的"。

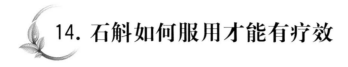

14. 石斛如何服用才能有疗效

"医生,我天天都吃石斛,为什么我的嘴还是这么干,一点口水也没有? 特别是半夜醒过来,舌头转也转不动。"一位鼻咽癌放疗后的病人对我抱怨着。"你说我们这种情况吃石斛效果最好了,怎么和你说的不一样嘛!"

我一边听着病人抱怨,一边看着上次给病人开的药方,然后我笑着问她:"上次我要开石斛给你治疗口干,你说你家里有,自己回去吃。那我倒要问问你,你是怎么吃的?"

"石斛嘛,最简单了,我家里人帮我买的最好的石斛,我都打成粉了,每天吃一调羹,这样吃最方便,效果也最好。"病人得意地说。

我听完后拍着自己的额头,苦笑不已:"怪我不好,我少关照了你一句,白白糟蹋了你的石斛。其实石斛需要煮水喝,打粉干吃效果很差的。"

"哎呀,我把家里所有的石斛都打成粉了,我不知道呀!"病人懊恼不已。

我在门诊会经常遇到类似的病人,今天我来和大家聊一聊石斛怎么吃才能有疗效。

石斛,俗称枫斗,这是一味著名的中药材。原始的石斛是细细长长的植物,但是新鲜的石斛在古代是无法长期保存的,因此古人将石斛卷起来,通过传统工艺干燥加工以便保存。所以现在大家看到的都是"干石斛",比如著名的铁皮枫斗、紫皮枫斗等,它的形状是一个个圆圆的小球。中医在运用这味药材的时候会嘱咐病人需要"久煎"此药,最少需要煎煮40分钟以上,这是为什么呢? 通过现代科学研究证实,石斛的有效成分以多糖类、石斛碱为主,但是这些成分都需要长时间地煎煮才能充分溶解于水中,如果不通过煎煮,这些有效成分很难被人体吸收。

由于在大家日常生活中打粉服用的中药非常多,比如三七粉、西洋参粉等,因此,许多人理所当然地认为石斛也是打粉服用的。恰恰是由于石斛的特殊性,造成了有一部病人花了高价买来的石斛却没有得到它应有的治疗效果。

这里我还要提醒大家一件事情,由于冰箱的发明,现在新鲜的石斛可以通过冰冻冷藏长期保存,所以有部分病人也在长期服用鲜石斛。需要注意的是,鲜石斛也是需要用沸水煎煮 20 分钟以上的,千万不能自作聪明,不煮鲜石斛,而是用粉碎机一打,像喝水果汁一样服用哦,这样的效果是很差的。

头部、胸部做过放疗的病人以及糖尿病病人都会出现口渴的症状,如果您正在服用石斛,但是疗效一直不好的话,请看一看您服用石斛的方法是正确的吗? 希望大家身体健康,早日康复。

15. 赤小豆、薏苡仁并非人人适合

中医门诊实录

　　我有一位胃癌老病人，她多年来一直在我门诊中医调理，其他情况都很好，就是两件事情始终没有解决，人非常瘦和舌苔又黄又腻。无论我怎么调整用药，效果都不明显，这次她又来复诊，我灵光乍现地问了一句："你平时吃赤豆、米仁吗？"

　　她立即回答我说："吃的吃的，朱医生，开刀以后我一直吃到现在，每天坚持！"

　　我拍了拍自己的额头，苦笑着说："我找到原因了，怪不得老是看不好你的舌苔，原来如此。"

　　米仁和赤豆，现在大家都知道这两样食品是可以除湿的，可是很少有人明白哪些人可以用米仁和赤豆来除湿，除什么样的湿？ 有什么副作用？

　　米仁，中药称为"薏苡仁"，它是一味常用中药，主要作用是消肿除湿，消哪里的肿呢？ 主要是脚肿，除哪里的湿呢？ 主要是手脚的风湿。另外一个主要的作用就是利水，通俗地来讲就是通小便的。这和大家所理解的米仁除湿是两个概念，主要驱除的是手脚的湿气，而不是胃里面的湿。

　　赤豆，中药称为"赤小豆"，它的主要作用是利水消肿，清热解毒，那它消哪里的肿呢？ 赤豆消的是四肢和皮肤的水肿。关于赤豆有一个很大的误解，大家普遍认为赤豆是补血的，其实这是不准确的。不要以为赤豆是红色的就是补血的,古人对于赤豆的描述恰恰相反,多吃赤豆会引起人体内的水液减少,引发内热,吃得多了以后非但不会长胖反而会消瘦。至于为什么会有赤豆补血的说法,可能是因为大家把"赤豆"和"红豆"搞混了,其实这两个不是一种东西。

 中医小知识总结

　　米仁能利水,赤豆也能利水,二者相加利水的能力大大加强,这对于水肿严重的病人是适合的,但是对于大多数的病人及正常人来说,这样的药物组合是非常不适宜的。比如这位病人,她本身就非常瘦弱,长期服用米仁和赤豆,造成身体内液体丢失严重,水少就会造成人体内热产生,所以病人的舌苔又黄又腻。赤豆对于脾胃的不良影响造成病人数年来都无法增加体重。

　　其实生活中这样的情况比比皆是,"保健养生"最后变成"保健养病"的也不是少数,只是大家不容易意识到。我在这里只是想提醒大家,毕竟是药就有三分毒,盲目给自己开保健药方是万万要不得的。

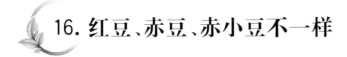

16. 红豆、赤豆、赤小豆不一样

中医门诊实录

"医生,你帮我开点赤小豆、红枣,我回去要煮水喝,听说可以补血。"一位病人在门诊要求我。

"医生,我在化疗,为什么我的白细胞、红细胞还是跌? 我天天吃赤豆红枣汤也没用,你说这是为什么?"一位病人在病房向我提问。

"老朱,我天天吃五红汤,白细胞、血小板也升不上去啊!"一位本院的患病同事电话里咨询我。

对于这些问题,我的回答一般都是:"红枣可以吃,但是赤小豆不行。"

我在肿瘤科工作多年,时常会遇到这一类的问题。其实这个问题也很困扰我,如果赤豆、红枣能补血,为什么临床上很少看到有效果的? 如果说这个方法无效,那么上海地区流传的"吃赤豆红枣补血"这个说法到底是对还是错呢? 我将我的研究结果和大家简单地说一下。

红枣有滋补的作用,这是毋庸置疑的,但是赤豆真的有滋补作用吗? 首先我们先要搞清楚,赤豆、红豆、赤小豆这三种东西是不一样的,无论在现实生活中,还是在网络上,都有人将这三种东西混为一谈。

红豆,不是我们吃的赤豆。红豆的别名叫相思子,王维的"红豆生南国,春来发几枝。愿君多采撷,此物最相思"诗句,诗中所指的红豆就是相思子。相思子颗粒饱满，呈圆形，外表光泽，因此古人用来做装饰品。红豆入药是有毒性的，所以不能用来吃。

赤小豆，最古老的中药材之一，功效是利水消肿、清热解毒，简单地说就是吃多了小便会增多。但是作为药品的赤小豆是不能长期服用的，几乎每一本记载赤小豆的古代本草著作，包括著名的《本草纲目》都提出长时间服用赤小豆会造成人体虚弱，身体消瘦，而且容易出现口疮，究其原因，是因为长期利尿后人体中的水液损失太多，会对人体造成不利的影响。所以千万不可以把赤小豆当作赤豆来长期食用。

赤豆，这是我们市场里买到的常见食品，红豆沙的主要原料，个头比赤小豆略大，外形上不容易分辨。由于赤豆是食品，因此食用不会造成小便增多，但是没有很可靠的资料表明赤豆有补血作用。赤豆红枣汤补血的作用可能更多是依靠红枣的作用。

 中医小知识总结

红豆是有毒的中药材，不能吃。

赤小豆是不能长期服用的中药材，不能和红枣一起煮汤当作补血药来喝。

赤豆是食品，可以吃，但是没有明确的补血作用。

17. "枸杞"都能明目吗

"医生我最近眼睛很模糊,去眼科检查过了,也没有什么问题,你说吃什么东西好?"病人在门诊问我。"那你每天煮30克左右的枸杞子,水多放点,凉了以后当白开水喝,这个明目效果比较好。"我回答道。病人答应后开心地离开了。

2周后病人来复诊,其他都挺好,就是眼睛视物模糊没有改善。这下病人发起了牢骚,说:"医生,你说喝枸杞水有用,我每天都喝,但是你看一点效果也没有,医生你说怎么回事啊?"说着说着她把一个透明玻璃杯往我面前一放:"你看,我每天都要喝好几杯这样的水,还要放点其他好的药吗?"我瞥了一眼桌上的杯子,所有的原因已经了然于胸,我笑吟吟地问病人道:"请问您喝的是不是黑枸杞?"

"那当然,你说要喝枸杞,我马上去买了最贵的枸杞。"病人回答道。

"请问您不知道黑枸杞不是枸杞子吗?"我问。

"怎么可能,他们都说黑枸杞比枸杞子要好很多,营养也要丰富很多,黑枸杞是很贵的,怎么可能不是枸杞子?"病人这下可急了,指着杯子里的黑枸杞水问我。

应该有相当一部分人不知道"黑枸杞"和"枸杞子"之间是有区别的,

我今天就和大家说明一下。

黑枸杞,全名黑果枸杞,颜色为紫黑色,主要分布在我国的西北部地区。对于黑果枸杞的资料比较少,我查阅了自古至今的中医中药文献,均未查到,并且在《药典》中也没有黑果枸杞这一味药材。根据网络上的说法,黑枸杞的主要药用成分是"天然原花青素",花青素可以清除自由基,所以黑枸杞是有很好的作用,但具体是哪方面的作用,资料没有明确记载。

枸杞子主要指宁夏枸杞,颜色为红色,在中国现存最早的中药典籍《神农本草经》中就有记载,其功效是滋补肝肾、益精明目,因为枸杞子对于腰膝酸痛、眩晕耳鸣、阳痿遗精、目昏不明都有很好的疗效,因此自古以来医家运用很多,几乎在每一本中药材古籍中都有枸杞子的记载,现代中药学教材和《药典》都明确将枸杞子记载为具有明目功效的药材。

 中医小知识总结

　　"黑枸杞"和"枸杞子"是两种东西,不能完全将黑枸杞认作是药物,但枸杞子多作为药物。如果您需要改善眼睛模糊的情况,那您需要食用的是"红色"的"枸杞子",黑色的黑枸杞对于明目是没有可靠的效果的。虽然这两者都有"枸杞"这两个字,但是无论是药物效果还是价格,都是有较大差别的,所以建议大家在使用时需要辨别清楚,以免发生上面这位病人的情况。

18. 白菊花、黄菊花、野菊花，菊花也要分门别类

夏日炎炎，天气闷热，最近病人问我最多的问题是："朱医生，请问我想泡点养生茶来喝，你说菊花加枸杞子可以吗？"按照以往的惯例我都会说可以的，但是因为最近总是有病人来说喝了菊花茶胃不舒服，所以我就会问一下病人用的是哪种菊花。这不问不要紧，一问就问出问题来了，大家用的菊花五花八门，今天我就来梳理一下这一味看似普通，其实大有学问的"菊花"。

菊花入药自古有之，但是说起菊花的种类就复杂了，目前市场上按产地和加工方法不同，分别称为"亳菊""滁菊""贡菊""杭菊""怀菊"等。虽然名目繁多，但作为药材的主要就是三种菊花，分别是野菊花、黄菊花和白菊花。那么大家需要夏季泡茶来去火的话用哪种菊花最适合呢？接下来我就分别说明一下。

野菊花，古名"苦薏"，为什么叫苦薏呢？苦是指味道，薏是指莲子之心，大家都知道莲心是很苦的，因此野菊花就是苦味的菊花。因为中医认为苦能散火，所以野菊花广泛地运用于各类火热病症，比如咽喉肿痛、目赤肿痛、皮肤红肿等。但是古今研究都表明，野菊花对胃是有损害的，长期服用野菊花是不利于人体健康的。因此不适合平时泡茶服用。

黄菊花和白菊花的功效都是散风清热，平肝明目，清热解毒。顾名思义，黄颜色的就是黄菊花，白颜色的就是白菊花。这两种菊花都是可以泡茶饮用的，那么大家用哪种颜色的菊花泡茶喝比较合适呢？其实这是要看每个人的体质的。黄菊花擅长散风清热，因此经常咽喉肿痛，面部发痘痘，或者正值风热感冒的人比较适合用黄菊花。白菊花平肝明目的作用

比较好,因此有高血压、头晕胀痛、眼睛红肿、眼睛血丝多的人饮用白菊花更合适。

同时需要注意的是,很多人认为枸杞子是热性的,与菊花中和一下就不会伤胃了,其实这是不对的。枸杞子的药性是"平"的,菊花无论是白菊花还是黄菊花都是凉性的,因此菊花枸杞子茶是偏凉性的,脾胃虚寒的人长期饮用是不适合的。最后告诉大家,在选购菊花的时候挑选花朵大的,无碎瓣的比较好。

19. 绿豆真的"解"中药吗

夏日炎炎,许多家庭在盛夏中最常见的解暑明星产品就是"百合绿豆汤"。对于肿瘤病人来说,因为需要长期服用中药调理,那么到底能不能吃绿豆呢?

绿豆其本身就是一味中药,《本草纲目》中就有绿豆解百毒的记载,"绿豆可解一切药草、牛马、金石诸毒",换成现代语就是绿豆可以解各种药物、毒物的毒性。

绿豆为什么能解毒呢? 古人的记载只能提示绿豆有这样的作用,但是具体机制是什么则需要用现代科学依据来说明。根据现代药理分析,绿豆中含有绿豆蛋白、鞣质和黄酮类化合物,可与有机磷农药、汞、砷、铅等化合物结合形成沉淀物,使之减少或失去毒性,让胃肠道不易吸收,而且绿豆蛋白质可保护胃肠黏膜。据有关研究显示,绿豆提取物具有促进铅排出和减少铅蓄积的作用。

那么绿豆解百毒就是解所有的毒? 其实不是这样的。从中医角度来看,绿豆其实只能解热毒。比如说,各种疾病引起的热毒至极的情况,皮肤感染出现的脓疮,夏天暑热引起的中暑等疾病。除了治疗疾病,绿豆还可以解除毒性药物引起的中毒反应,不过这里所指的毒性药物是指热毒药物,比如巴豆、附子、砒霜等(请在医生指导下服用)。所以如果病人得的是寒性疾病,绿豆可不能随便服用,这会造成疾病的进一步恶化,犹如雪上加霜。

那么话说回来,肿瘤病人吃药的时候能不能吃绿豆呢? 其实这也要分两种情况来看。首先,如果病人目前得的是热性疾病,用药也是以清热解毒为主,那么服用绿豆那可以说是锦上添花。但如果病人得的是寒性疾病,或者寒热错杂(即寒性疾病和热性疾病同时存在),那么吃绿豆会大大影响疗效。因此,绿豆虽然是夏日里解暑佳品,但是如果不合适的人食用了,那可是事与愿违哦!

20. 大蒜真的有传说中那么神吗

大蒜是一个比较热门的保健食品,我在门诊经常会遇到长期吃蒜的病人,一般适量服用都问题不大。蒜作为调味料广泛地应用于日常饮食当中,平时我们总会听到或看到大蒜具有降血脂、保护心血管、保护肝脏、降血糖等各种作用的介绍,偶尔看到外用大蒜造成皮肤损伤的报道。我原来并不在意,但是最近门诊遇到一部分长期吃蒜的病人出现了眼睛模糊的情况,这究竟与大蒜有没有关系呢?

大蒜能杀菌,但是却不能杀幽门螺杆菌

大蒜抗菌作用是明确的,科学研究证实大蒜有较强的抗菌和抗病毒作用,目前有大蒜制剂运用于临床来治疗细菌和真菌感染,而且作为食品添加剂,大蒜素可以预防食物变质。但是与大家普遍认为的不同,大蒜虽然能杀菌,但是对于胃部的幽门螺杆菌(Hp)的治疗效果却没有得到证实。虽然许多回顾性研究表明大蒜可能可以对抗幽门螺杆菌,临床研究也表明对于离开胃部的幽门螺杆菌大蒜有作用,但是当用到人身上却没有得到有效的研究结果,因此"吃大蒜能杀幽门螺杆菌"这一说法就目前来说不完全正确。

大蒜的抗肿瘤作用

早年的研究表明大蒜能降低胃癌、前列腺癌的发病危险,但是对于肺癌和乳腺癌没有预防作用。近年对于大蒜的抗肿瘤研究很多,比如对于胃癌、结肠癌、宫颈癌、肝癌等都有作用,但是笔者查阅了大部分的研究发

现,这些研究都只是停留在理论上,还未真正用到人体上。因此只能说大蒜可能有抗肿瘤作用,但是关于此项研究目前医学还没有突破性的进展。

大蒜保护心血管系统

降血脂作用　20世纪90年代许多研究表明大蒜具有降低血脂的疗效,所以大蒜降血脂的疗效在大众中广泛传播,但是没有想到的是,近年的研究却得不到降血脂的结论,多项研究表明大蒜并没有降血脂作用。因此大蒜能否降血脂目前学术上还有争论。

大蒜降低血压　因为大蒜能舒张血管平滑肌,抑制血管紧张素转换酶(ACE)的活性等科学机制已经得到证实,所以目前普遍认为大蒜能降低血压。可与大家预想相反的是,虽然理论上很充分,但是到了人体上却没有取得有效的结果。因此就目前来说,大蒜能不能降血压还是个未知数。

抗动脉粥样硬化与抗凝血　与上述两项结论不同,大蒜对于动脉粥样硬化是有作用的,并且在人体上得到了证实,同时对于抗凝血也是作用明确,它可以预防血栓的形成。因此大蒜在一定程度上的确有保护心血管系统的作用。

大蒜降血糖

大蒜有明确的降血糖作用,并且能提高胰岛素浓度。所以糖尿病病人在控制血糖期间最好不要大量食用大蒜,因为大蒜对于血糖的影响会干扰血糖的正常控制。

大蒜保护肝脏

笔者没有找到可靠的科学依据证明大蒜有保护肝脏的作用。大蒜有保肝效果的说法目前来说是错误的。所以吃大蒜来保肝的人需要好好考虑,这样做是否合适。

说完了大蒜的作用,再来看看大蒜的副作用吧!

大蒜的副作用

大蒜对于胃肠道有刺激作用 大量食用大蒜会造成口臭,口腔和胃肠灼热感或刺激感,心口灼热,胃肠胀气、恶心、呕吐和腹泻,因为大蒜本身有杀菌作用,因此大量食用严重者会引起肠道内的菌群失调。所以与大家认为的不同,胃肠道有问题的人群尽量不要食用大蒜。笔者曾经在门诊遇到生吃大蒜吃到胃部黏膜灼伤的病例,请大家要注意。

大蒜有抗凝血作用 因为大蒜对凝血功能有明确的影响,会造成出血后不容易凝血,所以千万记住无论大小手术,或者拔牙也好,在此之前的 2 周内不要吃大蒜,不然血止不住可不是闹着玩的。同样的道理,如果您长期服用抗凝药物,比如阿司匹林,那大蒜就不能作为日常保健品食用,因为两者相加会造成出血的副作用增大。

大蒜的皮肤烧伤问题 本来没想写这一条的,但是就在笔者在写本文查阅资料的时候,发现网络上出现大量的外敷大蒜造成皮肤烧伤的文章与图片,惨不忍睹。在此我特别指出,因为大蒜的刺激性很大,没有专业医生指导的话,外敷在皮肤上会造成化学性灼烧,严重者会终身留疤,不仅痛苦而且影响外观,所以请大家不要自己尝试大蒜外敷。

中医与大蒜

中医自古就有用大蒜治疗疾病的方法,但是有一个细节往往被大家忽视,古人大多数情况是将大蒜煮熟后应用的。现代研究表明大蒜被加热到35℃以上后其有效成分就会被大量减少,因此这也是为什么生蒜比熟蒜效果要强的道理,同时也是为什么平时我们饮食中添加大蒜并不会造成很大影响的原因。可能是实践后得出的结果,不同时代的古人在加用大蒜治病的时候都会提到将大蒜煮熟或烤焦后再使用,并且明确记载一旦达到效果就去除大蒜,不能久用。所以大家不要盲目使用大蒜,避免造成不必要的损伤。

本文开头我说有些病人长期吃大蒜后出现了眼睛模糊,这是为什么呢？

中医认为大蒜"损目"《本草纲目》中对于大蒜的记载很详细，其开篇就提出多吃大蒜会对眼睛造成损伤，究其原因，大蒜性质属火热，如果遇到夏季天气炎热或食用之人本身就属火热湿热体质，那无异于火上浇油。中医认为火性炎上，火热邪气容易损伤人体上部的器官，这就如同火焰就是往上烧的一样很好理解。所以门诊的这些病人可能就是因此造成的视物模糊，我叮嘱他们停服大蒜改用菊花饮茶后基本都能改善。

虽然现代医学对这方面的研究不多，但是临床上的确有此类情况发生，所以如果您患有青光眼、白内障、麦粒肿、干眼症等眼部疾病的话，平时最好避免食用大蒜，如果食用也最好吃熟蒜，不吃生蒜。

最后介绍一个有关大蒜的小知识。大蒜的主要活性成分是"蒜氨酸"，在大蒜被切碎后"蒜氨酸"与"蒜酶"相互作用产生了"大蒜辣素"，因此"大蒜辣素"只存在于新鲜的蒜汁中。那么我们平时说的"大蒜素"是什么呢？"大蒜素"是"大蒜辣素"进一步分解的产物，在自然界含量很低，所以目前市面上所售的大蒜素都不是大蒜的天然成分，而是化学合成的。因此，严格意义上说，"大蒜素"不是"大蒜"哦！

21. 价高的冬虫夏草是否物有所值

我经常会接到朋友的电话,咨询我探望病人送什么中药材最合适。遇到这种问题我第一时间会询问朋友要探望的病人患什么疾病,然后根据不同的疾病给予建议。西洋参对脾胃虚寒的人不适合,枫斗对有胃部疾患的人不适合,人参对体质偏热的人会火上浇油。经过这么多年的历练,我觉得最百搭万能的送礼佳品还是"冬虫夏草",适应面最广,副作用相对来说最小。但是虫草如此昂贵,它究竟有什么具体的疗效呢?

首先我来说一个冬虫夏草最著名的故事,按照网络上比较流行的说法,故事的主人公是大名鼎鼎的"武则天"。话说公元 690 年,武则天(624—705 年)晚年体衰多病,咳嗽不止,太医束手无策。御膳房康师傅,看在眼里,急在心上。他记得在家乡时,老年人用冬虫夏草炖鸡滋补身体,想给武则天做一道试试看。鸡是"发物",有可能引起旧病复发,于是康师傅改用鸭子取而代之。鸭子炖好后,康师傅端给武则天品尝。不料武则天见汤里有黑乎乎的似虫非虫的东西,认定是康师傅要害她,欲杀之。御膳房的李师傅与康师傅是同乡好友,想救康师傅,他将 20 根冬虫夏草塞进鸭肚里,炖汤给武则天服用,武则天服用数日后咳嗽即愈,凤颜大悦,当即重赏康李两位师傅。

这个故事的结局是李师傅既救下了自己的同乡,又治好了武则天的宿疾,看似有理有据,逻辑清晰,其实这可能是一个假传说,我为什么这么说呢? 因为在武则天那个时代,冬虫夏草是没有药用记载的,在唐代的医书里并没有关于冬虫夏草的记载。所以从理论上来说,御膳房的师父是不会知道冬虫夏草能治疗咳嗽的。

冬虫夏草被用来药用的历史非常短暂,历代医书中均未记载此药,一直到明代的《本草纲目》中也没有冬虫夏草的任何记载。冬虫夏草最早被记载是在清代吴仪洛的《本草从新》中,此书于 1757 年刊行,距今仅 200 多年,所以网络上关于冬虫夏草与武则天的传说可能是附会的,因为在武则天的时代至少没有官方刊行的医学书籍中出现冬虫夏草。至于冬虫夏草与秦始皇、唐明皇的传说也就更不用当真了。

虽然冬虫夏草被药用的年代不久,与人参这一类"老前辈"比起来,的确算是中药界的"小鲜肉",但它的疗效还是值得肯定的。根据《中华人民共和国药典》的记载,冬虫夏草的主要功效是补肾益肺,止血化痰,用于肾虚精亏,阳痿遗精,腰膝酸软,久咳虚喘,劳嗽咯血。因此对于慢性支气管炎、哮喘、肺气肿,甚至是肺癌病人,冬虫夏草的确是一味滋补佳品。

冬虫夏草这么昂贵,大家需要有一些鉴别的常识,以防上当。我们以《药典》2015 年版为标准来鉴别,其性状特点为由虫体与从虫头部长出的真菌子座相连而成。虫体似蚕,长 3～5 厘米,直径 0.3～0.8 厘米;表面深黄色至黄棕色,有环纹 20～30 个,近头部的环纹较细;头部红棕色;足 8 对,中部 4 对较明显;质脆,易折断,断面略平坦,淡黄白色。子座细长圆柱形,长 4～7 厘米,直径约 0.3 厘米;表面深棕色至棕褐色,有细纵皱纹,上部稍膨大;质柔韧,断面类白色。气微腥,味微苦。

简单来说,就是先看外形,以完整、虫体丰满肥大、外色黄亮、内部色白、子座短者为佳。再看其足,应该有 8 对,在近头部有 3 对退化的足,中间部分有 4 对足,尾部有 1 对。背部的环纹明显,一般来说具有三条细一条粗或"三密一疏"的特点。头部眼睛颜色红棕色或棕黄色(西藏那曲所产冬虫夏草眼睛颜色为黄色,青海玉树所产冬虫夏草眼睛颜色偏褐色,其他地区所产的多为红色或深褐色)。草头上具有韧性,草体颜色渐变。在气味方面具有一定的腥味或者菌菇特有的一种气味。虫体与真菌子座应具有自然性连接。有条件的情况下也可以看其折断面,将冬虫夏草掰开后有明显的纹路,虫草中间有一个类似"V"形的黑芯,有些也可能是一个黑点。这黑芯其实就是虫的消化线。鉴别时一定要结合整体来看,别放过一个细节。

冬虫夏草的"假货"很多，比较常见且比较容易区分的是蛹虫草，药材习称北虫草。此外还有亚香棒虫草、凉山虫草和一种唇形科植物地蚕及草石蚕的块茎来伪充冬虫夏草。随着技术的进步，造假手段也在不断提高，因此现在也有用面粉、玉米粉、石膏等加工品来为冒充冬虫夏草的，还有用拼接的手法，将一些断裂的或者半真半假的虫草拼接起来。我们在购买的时候尽量去正规药店，防止受骗上当，中药材也是一分价钱一分货，切勿贪小便宜哦！

冬虫夏草服用多少剂量才能达到治病的效果呢？根据《中华人民共和国药典》规定冬虫夏草的用量是3～9克，如果按照一般大小规格的冬虫夏草1克是4～6根，如果要达到《药典》规定的剂量，最起码一次要服用12根以上，那是相当昂贵的。而且根据《中华本草》的记载，冬虫夏草的经验用方都要用到15～30克，按照现在的市场价格，大众是比较难承受的。所以在购买与服用冬虫夏草的时候请大家做到心里有底，在疗效与价格之间做出理智的选择。

22. 西红花、藏红花、番红花，有区别吗

最近我和一位女性朋友闲聊，她还是一位西医医生，她说因为最近月经量少，所以每天服用西红花，并且每天泡 4 或 5 根，想改善一下情况。我对她说你犯了两个错误。

第一个错误，不是月经量少就一定是中医所说的血瘀导致的。打个比方，我们在家里打开水龙头流出自来水，如果水流很小的话应该会有两种情况，一种是水管水垢积聚太多，造成水管内径变细，从而水流变小，第二种是水箱里水太少，造成水流变少。如果水垢太多，那相当于中医的血瘀，用西红花活血把"水垢"清除掉就可以让水流恢复正常；但是如果是水箱里没有水，那你再怎么清理水垢都是没有用的，需要补益气血，等于把水箱里注满水，这样水龙头的水流才能恢复正常。我给朋友把了把脉，"水库"里没有"水"了，所以西红花对她来说基本无效。而且气血亏虚的人长期服用活血药是有损于气血的。

第二个错误，西红花的用量问题。我经常遇到门诊病人对我说："朱医生，我这次去旅游，他们说藏红花很好的，我买了一瓶，导游说一天泡个 4 或 5 根，水很红的，每天喝很好的。"其实每天 4 或 5 根这个用量是错的，用量太少了，下面我就来详细说明一下西红花。

西红花作为一味名贵药材，其强大的活血功效深得医家的青睐，但因其产量低、价格昂贵，所以经常会有人买到假货，或者买到了真品但是用了错误的服用方法。

首先，西红花最早是一味进口药材，非中国本土的药材，它的原产地在今天的伊朗地区。据说在古代，伊朗地区就有用西红花治病的传统，之

23. 萝卜真的"解"中药吗

中医门诊实录

"朱医生,吃中药时就不能吃萝卜了,对吗?"

"朱医生,吃膏方的时候是不是就不能吃萝卜了?"

"朱医生,他们说萝卜解人参的,但是我的方子里没有人参,只有党参,那萝卜我到底能不能吃?"

以上的这些对话在我耳边已经回荡了几十年了,不单单是我的病人问我,在我儿时随祖父抄方的时候就不断有病人反复地问了,这一问就是30年,萝卜解人参的说法时至今日还在社会上广为流传。

首先,萝卜是不是解人参,我们要先把概念厘清。古时萝卜是俗称,根据《本草纲目》记载,莱菔是正式称谓,萝卜是后世的讹传,而莱菔子指的是萝卜的种子。简单来说:莱菔等于萝卜,莱菔子等于萝卜的种子。

因为莱菔子是一味消食理气的中药,而人参是补气的中药,所以有医家认为莱菔子有破气的功效,因此会把人参补气的功效抵消掉,所以主张莱菔子不能与人参同用,这可能就是萝卜解人参说法的最早来源。

可是莱菔子≠莱菔,萝卜籽≠萝卜,这个说法被偷换了概念。所以我们接下来需要讨论的是莱菔子是不是解人参,而不是萝卜是否解人参。

按照一部分中医的说法,服用人参的时候是不能同时服用莱菔子的,因为莱菔子破气,会将人参补气的功效抵消掉,真的是这样吗?

　　莱菔子，根据《药典》的记载，其功效为消食除胀，降气化痰，《药典》没有记录其不可与人参同服。不单单是《药典》，自古以来从最早记载莱菔子入药的《名医别录》《日华子本草》，到后世的诸多本草书籍《本草经集注》《新修本草》等，甚至中药的百科全书《本草纲目》中都未有记载莱菔子不能与人参同时服用。相反，很多名医都主张莱菔子与人参同用。

　　清代名医陈士铎对于莱菔子与人参是否可以同用有着这样的见解，他认为莱菔子与人参一起服用功效更好，因为莱菔子能改善气胀的症状，而气胀正是人参的一个副作用，所以莱菔子非但不会影响人参的疗效，反而能增强人参的功效，其文曰："或问萝卜子专解人参，一用萝卜子则人参无益矣。此不知萝卜子而并不知人参者也。人参得萝卜子，其功更神，盖人参补气，骤服气必难受，非止喘胀之症为然，得萝卜子以行其补中之利气，则气平而易受，是萝卜子平气之有余，非损气之不足，实制人参以平其气，非制人参以伤其气。"(《本草新编》)

　　近代张锡纯认为莱菔子是消食理气药非破气药，因此久服不会有不妥之处，与补气药人参、黄芪同用并无大碍，其文曰："莱菔子，生用味微辛，性平，炒用气香性温。其力能升能降，生用则升多于降，炒用则降多于升。取其升气化痰宜用生者，取其降气消食宜用炒者。究之，无论或生或炒，皆能顺气开郁，消胀除满，此乃化气之品，非破气之品。而医者多谓其能破气，不宜多服、久服，殊非确当之论。盖凡理气之药，单服久服，未有不伤气者，而莱菔子炒熟为末，每饭后移时服钱许，借以消食顺气，转不伤气，因其能多进饮食，气分自得其养也。若用以除满开郁，而以参、芪、术诸药佐之，虽多服久服，亦何至伤气分乎。"(《医学衷中参西录》)

 中医小知识总结

　　喝中药、服用人参的时候是可以吃萝卜的！

莱菔子≠萝卜，所以"吃人参不能吃萝卜"本身就被偷换了概念。如果说萝卜解人参的理论正确，那么萝卜应该也不能与党参、太子参、西洋参、黄芪、冬虫夏草等补药一起服用，但是实际上却没有这样的传言。所以萝卜与人参可以一起服用。

　　莱菔子可以与人参一起服用，非但不会抵消人参的功效，反而能增强人参的功效。这个观点尤其适合现代人，我们现在不是营养缺乏，反而是营养过剩导致的营养不均衡，莱菔子本身能健胃消食，现代人服用起来更加契合。

　　如果你还是犹豫不决，不能全盘接受我的观点，那我给你一个折中的方法，烧熟的萝卜肯定是能吃的，生的萝卜在服用人参的时候忌一下口，这也是我祖父的观点。

24. 莲子与莲心是一回事吗

"朱医生我经常在吃莲心,可以吗?"病人问。

"你不是总是腹泻吗? 莲心不可以吃的。"我回答道。

"不对啊朱医生,不是都说莲心可以止腹泻的吗? 怎么不可以吃?"病人再问。

"你大概说的是莲子吧? 不是莲心吧? 你说的是白白胖胖、一颗颗的对吗?"我用手比划着道。

"对的! 对的! 就是一颗颗的'莲心'。"病人回答道。

"哦! 我知道了,你说的是莲子,莲子你可以吃的,莲心不能吃!"我说。

"啊? 朱医生如果白白胖胖的不是莲心的话,那莲心指的是什么?"病人还问。

"我以为大家都知道,原来还是有人搞不清的,前天就有个病人一身毛病还天天喝莲心茶,她也没搞清莲子和莲心的区别。看来还得找机会说一说莲子与莲心的区别,大家别没搞清楚就乱吃了。"我说。

莲子最早的记载出现于《神农本草经》:"藕实茎,一名水芝丹,味甘平,生池泽。补中养神,益气力,除百疾。久服轻身耐老,不饥延年。"藕实指的就是莲子,根据《神农本草经》的记载,莲子是滋补佳品,不过呢,其中还是有很多大家不太了解的小知识。

莲是著名的植物,早在语文课本中我们就读过《爱莲说》,那一段"予独爱莲之出淤泥而不染,濯清涟而不妖,中通外直,不蔓不枝,香远益清,亭亭净植,可远观而不可亵玩焉",是每个人都会背诵的。虽然大家都知道莲,但是莲子与莲心却不是每个人都能搞清楚的,特别是上海话说莲子和莲心有时是不分的。但是语言上不分不代表可以不分青红皂白地乱吃。

莲子,植物莲的果实,去除果皮,去除心,味道甘甜。外形就是一颗颗小白珠子。

莲子是一味收涩药,莲子的收涩作用主要用来治疗脾虚引起的腹泻。中医的脾不是指西医解剖学意义上的脾脏,而是指将食物进行消化吸收的一组生理功能的统称。中医脾的功能是消化食物,并将其转化为人体能够利用的精微物质,然后将这种精微物质传输到全身,营养机体。我们经常将脾胃合在一起讲,胃负责接纳食物,脾负责运化输布,而脾气主升,胃气主降。脾气上升的功能出现异常,就会出现经常腹泻不止。胃气下降的功能出现异常,就会出现经常打嗝嗳气。而莲子具有补脾气的作用,因此如果是脾虚腹泻,那么服用莲子就能健脾止泻。

莲心,就是莲子中的干燥幼叶及胚根,呈绿的胚芽状,味道苦。有人泡莲心当茶饮,有去心火的作用,也有人用莲心煮粥或与白木耳同煮。不过需要注意的是,此物寒凉,不适合长期大量食用,不然寒气太过反而损伤脾胃。心火虽去,但脾胃也伤矣!

石莲子,也是莲子,不过情况较为特殊。古时候将沉在湖底淤泥中多年的不会腐坏的莲子捞出后,洗净入药,称为石莲子。石莲子虽然就是莲子,但其色黑,质地坚硬,而且不会腐坏。中医用石莲子来治疗噤口痢(痢疾的一种,以不能进食为特点),但是此物不适合长期食用,并且脾胃虚寒的人不能服用。所以一字之差,千万不要弄错。

近代洪泽湖出产的石莲子最多。但是需要注意,广东地区有一种树上出产的石莲子,这种石莲子是不能入药的。

 中医小知识总结

　　莲子为药食同源,性味甘平,偶尔食用并无不可,但是长期食用就需要注意,如果经常便秘的人就不适合,因为莲子收涩,会加重便秘的程度。内热很重的人也不宜长期食用。经常腹泻,身体较弱的人可以把莲子当保健品长期食用,以达到健脾止泻的目的。

　　莲心,苦寒,心火旺的人可以临时服用,一旦症状痊愈即应停服莲心,不然时间一久会伤及脾胃。千万别当茶叶天天喝。

　　睡眠不好且无便秘内热的人可以食用莲子,不过莲子要配上莲心,也就是说莲子不要去心,因莲子心能去心火,也能去肾火,心肾相交,人的睡眠才能好,而莲子既能健脾又能防止莲心的苦寒副作用,堪称绝配。因此此类人群宜食用不去心的莲子。

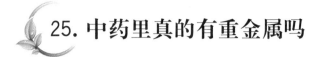

25. 中药里真的有重金属吗

最近一位朋友询问我关于中医治疗的问题，因为他随着年龄的增加，身体逐渐衰老，所以前列腺出了一点状况，小便不通畅。朋友不愿意长期服用西药，所以就去上海知名的中医医院看病开了中药。不过我的这位朋友性格多疑，原本药方并不是我开具的，但是他还是要让我过目，反复确认药方是否合适。其实他找的医生开的药方很好，我反复告诉他药方没有问题的，我原本以为他喝了药，症状改善了，就应该是皆大欢喜的结局，没想到直到最后他也没喝中药。

没有喝中药是因为他的另一位医生朋友对他说："中药都有重金属，所以不能喝！"因为这位朋友是西医医生，所以再三权衡之后，病人最终还是没有服用中药，而是选择继续维持原状。而我也不好说什么，只是中药的重金属问题真的如此骇人听闻吗？

首先，和我们日常食用的大米、小麦、蔬菜、水果一样，大部分的中药也是土地里种植出来的，因为中药材本质上也是农作物。最新版的《药典》对于中药材都有详细的重金属检测标准，所以正规渠道出售的中药材的重金属含量都是在安全范围内的，这点大家可以放心。

其次，中药一直有道地药材的说法，所谓道地药材是指历史悠久、品种优异、疗效显著但却带有地域特点的药材，也就是说只有特定的地区出产的某一类药材疗效才最佳，比如宁夏的枸杞、云南的三七、江苏的薄荷。这和地理环境、纬度、降水、水土地形都密切相关，比如东北的人参，在中国的其他地区无法种植出相同品质的人参。

众所周知，日本、韩国的中医医疗水平可能及不上中国，但中药的质量并不比国内差，甚至比国内更好。由于道地药材的原因，大部分中药材是日本和韩国自己无法种植的，都是依靠我国进口，日本的汉方更是严格按照中医典籍照搬原样复制。如果中药材质量不过关，而日本自己又无法种植，那如何会有那么多汉方在日本的药妆店中销售？所以，其实中药的质量是过关的。

 中医小知识总结

中药材国家有严格的管理和质量标准，正规渠道配置的中药材肯定是符合药品质量安全标准的，大家无需过度紧张。

所以对于中药重金属的问题需要客观地评价，而不能人云亦云！

26. 陈皮长期服用能养生吗

中医生活实录

　　"老朱,我买了20年陈的'老陈皮',我平时能泡水喝吗?"一位朋友在电话里询问我。

　　"这要看你的体质,因为多年未见到你了,根据我对你的印象,你是不能长期喝陈皮的,特别不能单单只喝老陈皮!"我说。

　　"啊? 为什么? 不是都说陈皮是祛湿的吗? 而且越陈越好,年份越久越好,我还特地买20年陈的,为什么我不能喝呢?"朋友不理解地问道。

　　"因为陈皮不是补药呀,陈皮是理气药,不能长期服用,特别要注意不能单独喝。"我解释道。

　　"那我买了好多呀,怎么办?"朋友着急了。

　　"那抽时间我帮你看看你现在的情况,考虑一下是否可以搭配其他药材一起服用。"我说。

　　"陈皮不能单独喝,还要配合其他药?"朋友不解。

　　"看来大家都不怎么了解陈皮呀! 又得来科普一下了!"我又拍了拍额头苦笑道。

陈皮、橘皮、青皮、橘红、化橘红

首先,如果想用老陈皮养生,那事先要搞清楚"老陈皮"究竟为何物?

陈皮作为中药材被称为橘皮，因此陈皮＝橘皮：根据今天的标准，陈皮指的是橘及其栽培变种茶枝柑（广陈皮）、大红袍（川陈皮）、温州蜜柑（浙陈皮）、福橘（建陈皮）的干燥成熟果皮。药材又分为"陈皮"和"广陈皮"，上海市中医医院没有广陈皮，电脑输入"橘皮"＝"陈皮"。

青皮 橘及其栽培变种的幼果或未成熟果实的果皮。

橘红 橘及其栽培变种大红袍、福橘的干燥外层果皮。橘皮（以下当论述药材陈皮皆记录为橘皮）与橘红的区别就在于是否"留白"，即橘皮把果皮内侧的白膜去除后就称为橘红，从中医的用药规定这是 2 味药材，功效是有差异的，具体来说橘皮有和解的功效，橘红偏重于理气。古有说法"留白为补、去白为攻"是不对的，留白非补益而是"和解"，所以无论"橘皮"还是"橘红"都非补药！

化橘红 化州柚或柚的未成熟或接近成熟外层果皮。化橘红和橘皮、橘红品种完全不同，虽然都有"橘红"二字，但实际上是两种药材。"化橘红"最初是化州产橘皮，"化州橘皮"化痰效果佳，但是非常难得，有一片值一金的记载。但因其难得，故当地人将柚皮充当化橘红出售，时至今日反而柚皮成为化橘红的正规原材料了。因此，如果你看到明清医书中记载"化橘红"治痰如神，可千万别在临床上一味蛮用哦！医书中的化橘红和今日之化橘红其实并非一物。

梳理了橘皮家族后，我们来聊一聊"老陈皮"。

有人想过为什么陈皮要"老"的好吗？这要从橘皮的药性说起。青皮是橘的未成熟果皮，橘皮为橘的成熟果皮，虽然都是橘，但药性有区别。青皮药性燥烈，容易伤人正气，橘皮药性较青皮和缓，但仍未摆脱其伤人的缺点，因此为了减轻橘皮的副作用，古人采取炮制后长年放置以减轻其燥烈的药性的目的。不过减轻不代表完全没有，因为橘皮是理气药，理气药或多或少都有损伤人体真元的副作用。因此橘皮并不是大家想象的那样，放置时间越久它的功效越好，而是副作用越小。

橘皮不能单用，需要配合其他药物一起才能发挥作用，橘皮与补药合用则能使滋补的药力不凝滞，便于人体运化吸收。橘皮与攻伐药品合用则能加强功效,但橘皮多用易泄人脾胃,损害健康。《本草新编》有云:"橘皮宜于补药同行,忌于攻剂共用。尚欲一味出奇,未有不倒戈而自败者也。"意思就是橘皮要与补药一起服用,不可与攻伐药品一起运用,如果想用橘皮一味单药出疗效,都是会失败的。

在我分析完橘皮之后,各位看一下每天泡"老陈皮"是不是有不少问题存在呢?所以我对朋友说,来让我看过身体的情况才能决定是不是能喝"老陈皮"呀!

中医小知识总结

橘皮化痰,但并非祛湿,橘皮化痰是依靠理气的功效来化痰的,因为气行则水行,气顺则痰消。但理气药都有损伤正气的缺点,因此气虚的人不能长期服用。

橘皮药性燥,虽然有自称20年的"老陈皮",但其燥性只是减弱而不是消失,所有体质偏燥的人不能长期服用。

橘皮虽可化痰,但药性偏温热,因此阴虚燥咳是万万不能服用的。特别是长期抽烟的人也不适宜服用陈皮,抽烟多者肺阴虚居多。

只有痰湿很重并且气血过于旺盛的人可以在一段时间里服用陈皮,但一旦痰湿解决,继续长期饮用橘皮,那橘皮就从"治病良药"变成了"致病劣药"了。

原则上"老陈皮"不能单独长期服用,请大家理性地对待这一味名药材。偶尔饮用无妨,配合其他药物治病无妨,单独服用是有害无益的。

27. 中药也有解忧佳品

我的病人总是说，朱医生你这个也不让我们吃、那个也禁止吃，难道我们的养生观念都是错误的吗？难道真的就没有什么适合我们的保健品吗？或者日常到底可以多吃点什么能改善体质？

我觉得也很不好意思，总是让病人忌口，因为社会上的坑人误区太多了，我也是无奈之举。不过今天我就来说一味中药材，大家平时是可以经常食用的，它既对身体有益处，同时又是一道菜品，那就是"萱草"！

最近给病人治疗耳鸣时，我会让她自己准备一些"黄花菜"来做药引子，这"黄花菜"或者"金针菜"其实就是"萱草"。

萱草最早记载于宋代的《嘉祐本草》，这个"萱"字当作"谖"字解，谖字本义为忘也，谖草记载最早出现于《诗经·卫风·伯兮》，其诗曰：

> 伯兮朅兮，邦之桀兮。伯也执殳，为王前驱。
>
> 自伯之东，首如飞蓬。岂无膏沐？谁适为容！
>
> 其雨其雨，杲杲出日。愿言思伯，甘心首疾。
>
> 焉得谖草？言树之背。愿言思伯，使我心痗。

文中意思为妻子思念出征的丈夫，忧愁不能排遣，因此种下萱草以排解忧愁，古人认为萱草可以治疗忧郁，因此又称为"忘忧草"。

三国时期的《养生论》中对于萱草有着这样的记载："《神农经》言中药养性，故合欢蠲忿，萱草忘忧。"意思就是说"合欢皮"和"萱草"这两味中药能舒畅情绪。

细心的病人会发现我开的处方中"合欢皮"乃常用之品，现代社会压力重重，加上再有疾患，病人心态再好也有抑郁的时候，因此调理身体的同时调整心情也是治疗的重要部分。不过萱草在江浙沪地区不入饮片，所以解郁的双璧就少了一味。

最近我因为有一个治疗耳鸣的验方需要用到萱草作为"君臣佐使"的"使"药，当作引经药，俗称"药引子"，我觉得此药不能缺少，所以我就让病人自己去买"黄花菜"来煎药。同时我嘱咐病人日常做菜做汤时可以适量用点萱草，此为药食同源，可以增加治疗效果。

 中医小知识总结

"萱草"俗称"黄花菜""金针菜"，在上海菜烤麸里经常可以看到，临床作为药用以鲜品为佳，但是在没有鲜品的情况下，干货也是可以的。

药方中放 4 或 5 根就够了，"使药"用量不宜过大。至于做菜、煮汤那就随意多了，根据个人喜好即可。

"萱草"药性平和，偏凉，因此脾胃虚寒经常拉肚子的病人不适合，但是对于自觉身热汗出，半夜经常踢被子的人倒是不错的选择。

最后提醒一下，萱草有很多种，野生的最好别用，以防意外。

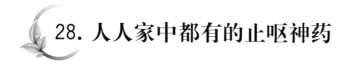

28. 人人家中都有的止呕神药

前段时间我自己生病了,发病当天起床时并无太大异常,只是略感乏力,上班后开始感觉胃痛,然后就是腹泻下利清水,最后出现呕吐,一开始是把早饭倾倒出来,后来就是吐清水了,非常怕冷,盖着被子开着暖气还不行。感觉胃里就像有煮沸的水,怎么压也压不住,直往上冲。

幸好上班就在医院,我马上去急诊配了药,打了点滴,吃了药片,但是呕吐还是止不住,这种翻江倒海的滋味只有经历过的人才知道。我回到家中躺在床上还是感觉胃往上顶,这下可犯了难,该用的西药都用到位了,但隔三岔五地跑到卫生间去吐啊吐的可不是回事呀!

女儿见状对我说,爸爸你不是中医吗？你不是能用中药看好很多病吗？怎么你自己生病了就看不好了呢？

一句话点醒梦中人!

一味圣药止呕吐

我畏寒严重,但量体温并没有发热,胃部绞痛,要用手按着才舒服,呕吐清水,综合来看此为寒证。

我立即将家中的生姜 30 克切片煮沸,然后喝下 200 毫升的生姜水。按理说频繁地恶心,我本应什么也喝不下的,但生姜虽然辣口,入胃却舒适无比,恶心的感觉立竿见影地消散了。1杯喝完,5分钟后恶心就消失了,我便沉沉睡去。

我休养1天后自觉胃肠炎应该好了,随后周五、周六就正常出门诊了。但是我操之过急了,正气并未恢复,加上门诊劳累,在周六晚上我又出现胃部不适。这次我学乖了,不再劳累,绝对卧床休息,同时如法炮制生姜煮水以改善恶心呕吐的症状,依然药到病除。

这次多亏了女儿提醒了我,才让我很快恢复。传统中医有着很多的优势,只是惯性思维让包括我自己在内的许多人都忽视了。中医的遣方用药许多都是祖先千年的经验积累,非百年的现代医学可以轻易否定的。

中医小知识总结

生姜素有"呕家圣药"之称,自古就可以治疗呕吐,不过此类呕吐一定要是呕吐物清稀,且有畏寒的胃寒呕吐才适宜,如果呕吐物稠厚,臭秽不堪,畏热,此多为胃热呕吐,则不可予之。

生姜为家中常备之物,其实还有人不知道为什么烧鱼需要放生姜。我们门诊有一位病人一直诉说胃部不适,换药多次不效,最后发现她吃鱼为了省事从来不放生姜。其实鱼虾毕竟为水中之物,食性偏凉,生姜既能温胃又能解鱼虾之毒,所以老祖宗传下来的惯例可不能说废就废,简单的一个习俗可能就是千百年积累下来的生活常识。

生姜有很多炮制方法,如生姜、炮姜、干姜、煨姜,但就是没有醋泡姜,网络盛传的醋泡姜应该是现代的说法,大家自行斟酌。

最后提醒一下大家,生姜虽好,但大量久服易耗散正气,非一味药材即可养生的类型,古人常配合其他药材如人参、白术等一起服用方能奏效。中医最怕以讹传讹,大家切记!

29. "九蒸九晒"的中药材都是最好的吗

中医生活实录

"老朱，我在网上买了生姜粉，我现在开始每天喝，一直喝到三伏天结束可以吗？"一位好友问我。

"喝生姜粉做什么？而且要在大夏天喝？你不会是买了网上九蒸九晒的生姜粉吧？"我反问道："最近好几个人都问我同样的问题。"

"你肯定懂的呀，九蒸九晒的生姜粉不上火，正好可以夏天吃，夏天冷饮水果吃得多，祛祛寒气！"

"我的天呀！生姜哪里有九蒸九晒的道理啊？这样一搞生姜的药性不是就都散掉了？而且'冬吃萝卜夏吃姜'这个说法本身就有点问题的。"我说。

"那我岂不是白买了？"好友叹气道。"为什么呀？不是都说九蒸九晒的药材好吗？"好友问。

"并非所有的药材都适合九蒸九晒。"我说。

九蒸九晒是神技？

有一些中医常识的人都知道有一种中药炮制的方法为"九蒸九晒"，而被大众熟知"九蒸九晒"的中药为黑芝麻、熟地、何首乌和黄精等。

九蒸九晒的炮制方法最早出现在南北朝的《本草经集注》中，而针对的药材就是胡麻（即黑芝麻），原文曰："服食家当九蒸、九曝、熬、捣，饵之断谷,长生充饥。"后来唐宋时期运用九蒸九晒的药材开始变多,如地黄、黄精、大黄、何首乌等。

临床最为常用的九蒸九晒药品是地黄,因生地黄是寒性的,本身用于治疗热病,而经过九蒸九晒之后的生地黄则变成熟地黄,熟地黄的药性由寒转温,并且能治疗血虚、肝肾虚损等虚证疾病。因此"生地"与"熟地"虽然都是地黄,但临床上是属于两种疗效完全不同的药材。

虽然熟地是如此这般,但不代表生姜也能如法炮制。

生姜不适合九蒸九晒!

生姜能祛胃寒,众人皆知,但生姜的炮制方法是煨生姜,所谓煨生姜就是指用纸或者麸皮以"文火"煨烤。而生姜自古并无九蒸九晒的制法。

生姜药性辛散,九蒸九晒之法会耗散药性,并且生姜经过这样的蒸晒后,药性会被改变。其实生姜家家有之,切片水煮一下,既不麻烦也不难,为何舍近求远要蒸晒后打粉再行冲泡,岂不是画蛇添足?

生姜被晒干即是干姜,干姜相较生姜药性更烈,阴虚内热之人不能长期服用,特别是不能在夏日服用,不然无异于火上浇油。

夏日吃姜并非不可,但量绝不能多!

生姜其实四季都可食用,不然我们烧菜煮饭也不能作为常规的佐料,但生姜食用量不能过多,特别是在夏天。生姜虽能祛风寒,然而多服则能散气,治病时以求病邪出汗而解,正常人被迫出汗则无故耗散正气。正气每天耗散,那人怎么能健康呢? 所以生姜可以吃,但量万万不能大。

 中医小知识总结

生姜药食同源,但既然是药,那么对人体的调节功能肯定比较大,治疗作用越强,使用不当则副作用越大。所以要弄清服用人的体质,才能放心养生。

生姜经过九次蒸煮，九次晒干，药性发生变化是肯定的，再打粉后药性留下多少还真不好说，所以九蒸九晒并不适合生姜这一味药材。其实想要用生姜养生，还不如在家里亲自操刀自切生姜来得原汁原味，更有效，也更经济实惠。

最后要说明的是，九蒸九晒的"九"其实是一个虚数，表示多的意思，具体哪味药物用几次蒸晒是根据药材本身的性质决定的，比如黄精蒸晒其实仅3或4次，但也称为九蒸九晒。所以对于社会上望文生义的情况，大家可要小心呀！

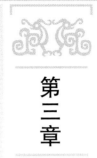

第三章

中医就诊误区

30. 膏方的正确服用方法

　　秋天是丰收的季节，又是跨入冬天的前奏，天气慢慢转凉，身体的生理功能也转向"收藏"为主，阳气不再像夏天一般往外泄散，而是往体内蕴藏。根据中医养生的规律，冬季是万物收藏的季节，养生活动应以注意保护阳气为主，因此医生都是乘着这个时机来帮慢性病的病人调理养护身体，以增强体质，来年开春身体较今年更上一层楼。记得我当年跟着祖父学徒的时候，多年哮喘病儿在病情稳定的情况下会在冬天吃 2 个月左右的膏方，开春后哮喘发作的概率和程度就会大大降低。所以老百姓所说的"冬令进补，春天打虎"虽然略带夸张，但的确说明冬令进补是养生的最佳时机。现在由于经济条件改善，冬天吃膏方的人越来越多，但是有一些小细节却是病人没有注意的，我借此简单地和大家说明一下。

　　服用膏方最佳的时间是"冬至日"起 55 天左右，但是膏方是有制作流程的，一般制作完成需要 3 周左右。目前膏方无法使用现代化大规模快速生产，采用的工艺仍是古法流程，因此虽然是冬至日开始吃，一般最好提前 1 个月左右就要在医院开好膏方开始制作，这样到冬至才能拿到熬制好的膏方进补。

　　先来说一下哪些人适合服用膏方。膏方的本质就是中药汤剂，是根据不同人的阴阳体质，对每个人个性化定制的补药，情况不同用药不同。因此基本上各个科室的常见病都能服用。比如：呼吸科的慢性支气管炎、哮喘等，心内科的冠心病、心悸、心慌等，内分泌科的糖尿病、甲状腺功能异常等，普通内科的多汗、盗汗、潮热、失眠等，妇科的月经不调、妇科疾病、不孕症等，肿瘤科的甲状腺癌、乳腺癌、肺癌、胃癌、肠癌等均可，特别是在手术后、放化疗后的恢复期服用效果最佳。还有比较特殊的情况如：反复感冒、反复尿路感染、胃、十二指肠溃疡、痛经、荨麻疹等，虽然不是大病，但又比较迁延难愈。以上都可以通过服用膏方达到改善或治愈的目的。但是万物均有两面性，有一些情况是膏方的禁忌，比如肺炎高热、反复哮喘、消化道出血等情况。现实中的情况非常复杂，无法一一列举，希望需要膏方进补的病人到正规的医院医生处得到正确的指导。

虽然许多朋友都是年年吃膏方，但是膏方的一些特殊禁忌大家却不一定十分清楚。首先特别需要指出的是，在服用膏方期间如果生病，比如感冒，膏方是要暂停的。因为感冒的时候就好比强盗（感冒病毒）闯进了家里（身体），这时候吃膏方进补等于把家里的门关上了，那么本来强盗在家里搜刮一圈就要走了，现在反而走不了了，这就是中医所称的"闭门留寇"。病邪留在体内时间会延长，轻则感冒痊愈的时间会延后，重则甚至会诱发其他的疾病。因此生病比如感冒、急性胃肠炎等，需要等病痊愈后再服用膏方。

其次，服用膏方也是需要忌口的，由于膏方以补药为主，加上膏方的膏主要是以阿胶为主，而阿胶是由驴皮熬制，其性质比较滋腻，因此在服用膏方期间饮食需要略清淡，油腻辛辣、对胃肠刺激的食物需要稍微减少，防止消化不良。在服用膏方期间，浓茶、咖啡、可乐也需要适当减少，因为膏方中的一些补药会有兴奋大脑皮质的作用，此时再饮用浓茶、咖啡、可乐等提神醒脑的饮品，可能会使人太过兴奋，影响大脑休息，进而造成睡眠困难。虽然开方医生会调节膏方的阴阳，但是滋补之品总是偏于"温补"也就是偏热性一些，因此服用膏方期间不宜大量饮酒，酒为热性，热上加热无疑是火上浇油，因此需要适当减少饮酒量。

最主要的一点，开膏方前是需要提前让医生诊过舌脉先行调理的，也就是俗称的吃"开路方"。但是"开路方"的重要性一直被广大朋友所忽视，想冬令进补的人一来工作繁忙，二来也没有意识在秋天就找开膏方的医生先行调理身体。举个简单的例子：人好比一辆开在马路上的汽车，膏方的作用就是将这辆车换个引擎让人能跑得更快，但是车能跑快，前提是道路需要通畅。现在的人工作压力大,生活作息不规律,特别是中年人上有老下有小,所以身体其实有一些地方是不协调的,处于亚健康状态,就好比道路上有非机动车在机动车道上胡乱骑行,造成道路阻塞。这时就算你有再快的引擎也跑不出速度。"开路方"的作用好比交警,他把道路上违章行驶的非机动车、行人都管理好,使道路通畅,那么车才能真正地跑出速度来。去年有个朋友找我开膏方,来的时候已经是冬至前3周,我一看他舌苔厚厚的一层,而且还是黄色的,就直接和他说今年你来不及吃膏方了。我朋友很奇怪,不理解,我和他解释说:"你现在体内湿热非常重,应该提前2个月吃汤药把胃肠道的湿热化清才能进补。不然我现在开膏方给你吃,非但不能进补,反而会伤害你的身体。"朋友听后答应来年9月就来找我,先吃开路方而后吃膏方。

最后,我还需要提醒广大的需要膏方进补的朋友,膏方有贵有便宜,只要是针对自己情况配置的,价格不贵也是"补药"。不是针对自身情况开具的,就算是天价膏方,对于你来说也是"毒药"。所以千万不要以膏方价格来衡量膏方的效果。

31. 中医就诊时如何选择科室

中医门诊实录

"医生,我妈妈在你这里看病看得效果蛮好的。最近我自己老是盗汗、头晕、没力气,也想调理一下身体,想让您帮我也看看病。但您是肿瘤科医生,我的病您能看吗?"

"可以看的,请放心,我会看您的病!难道肿瘤病人盗汗、头晕、没力气,我就不看了?我只看肿瘤?"我总是这样回答。

最近我经常碰到病人问我此类问题。问的人多了,我就觉得很有必要和大家聊一聊"中医内科不分科"的问题。

中医自古对于分科的概念就比较模糊,我先来举个例子。古代名医扁鹊他医术非常高明,在当时名闻天下,他路过邯郸时听说赵国人尊重妇女,于是他就做妇科医生;到洛阳发现当地人敬爱老人,于是就做起了老年病医生;到了咸阳,秦国人喜爱孩童,于是他又做起了小儿科医生。从这个故事可以看出中医自古就是不完全分科的。

那为什么会造成病人都不知道中医内科是不分科的呢?这里有两方面的原因。第一,因为西医分科对于老百姓的观念影响是根深蒂固的。西医由于理论体系的原因,首先就把医生分为外科医生和内科医生两大类,然后再进一步细化,比如外科有脑外科、心胸外科等,内科有呼吸科、心内科、内分泌科等。因此病人上医院第一件事情就是要分清自己要看什么科。但是随着这几年的分科越来越细,现在第一次去医院就能找对正确的科室看病已经成为普通病人的一个难题。就好比如今我们常说的现代人都是利用"碎片化时间"来学习,现代医疗也是"碎片化的医疗",一个人患了不同的疾病需要分别去看不同的科室。分科太细之后会产生这样的问题。如果一个病人同时患有 2 种或 3 种病的话,他都不知道先看哪个病,往往心内科医生只管心脏问题,而血糖高的问题需要病人去找内分泌(代谢)科医生解决,而内分泌科医生只管血糖问题,慢性支气管炎、哮喘的问题还得去找呼吸科医生,最后病人在医院里兜了一大圈,配了一堆的药,到家后都不知道该先吃什么药。分科细固然有其很大的优点,但是分科太细的确也造成了治疗缺乏整体性的缺点,这是毋庸置疑的。

第二个原因是中医医生自己对于中医分科的错误认识。我在学习中医的过程中是同时接受了两套教学体系,一个是祖父通过传统的师带徒中医教学模式带教我,另一个是按照上海中医药大学现代化中医教学模式学习,因此我对于中医的看法会更全面一些。现代中医的教育方法是运用西医的教育方法,包括到医院实习也是一个科室一个科室进行的,因此造成毕业后的医生对中医内科不分科完全没有概念。医生被医院分配到神经科,那就只看神经科的疾病,分配到血液科就只看血液科的疾病。但是一个病人生的病还要按照不同的科室来生吗?得肿瘤的病人本身就是老年人居多,慢性病本来就多,比如高血压、糖尿病,难道肿瘤科医生只看肿瘤,其他的症状都不管了吗?显然这是不对的。

撇开西医不谈,我们只说中医。中医认为疾病是由人体的阴阳不平衡造成的,所以中医的治疗就是通过各种方法把阴阳调整过来,阴阳平衡了,疾病自然就好了。所以不管你是糖尿病也好、高血压也罢,头痛发热、盗汗失眠,统统都是阴阳不平衡的表现,只要是中医医生,理论上都会治疗。我从小跟随祖父抄方,祖父治病以儿科为主,但是成人、妇科也都开方治疗的,到了冬天来开膏方的病人也是络绎不绝,祖父从来不说:"我是儿科医师,其他的内科疾病我不看的。"祖父自幼教我也是内、儿、妇科统一传授的,中医理论就是以人为本,把人看成一个整体来治病,所以我在门诊看病时只要是可以一起治疗的症状我都会统一到一张药方上,这样病人不仅把肿瘤的病看了,同时把其他的不适也一起治疗好了,节约了病人的时间和精力。事实上虽然我是肿瘤科医生,但是我门诊有很多病人都不是肿瘤病人,比如月经不调、哮喘、儿童抽动症、皮肤湿疹、盗汗、头痛等内科杂病我都看。当然,如果是明确需要及时医治的专科疾病还是需要专科治疗的。

所以我想对大家说,如果您在看中医,虽然可能不是这个科室的疾病,你也可以问问您的医生是不是可以一起治疗,或许会有意外的收获。我希望中医能把"碎片化的医疗"转变为"整体化的医疗",真真正正地造福大家。

32. 中医看病能代诊吗

"医生,我把 CT 片子、核磁共振片子都带来了,你帮我妈妈看一下,她要开中药调理身体。"一位病人家属满头大汗地站在我面前,一边从塑料袋中掏出片子,一边对我说着。

"病人呢? 先把病人带进来,我要看舌苔、把脉,谢谢!"我笑着说。

"病人在老家,不过来。"

"那病人什么情况你知道吗?"

"不是有检查报告吗? 医生你要知道什么? 我都知道,我告诉你。"

"病人现在出汗厉害吗? 大便好吗? 睡觉好吗? 人怕冷还是怕热? 有头晕、头痛吗? 舌苔是厚是薄? 口苦吗?"我问道。

"这些我都不知道,看病不就是看检查报告吗? 有报告你还不会看病?"家属疑惑地说。

这种情况一般都发生在外地来沪就诊的病人家属身上,每次都搞得我哭笑不得。很多人特别是年轻人对于中医怎么看病还是不了解的。大家可能都知道中医讲究"望闻问切",可是大家不完全了解"望闻问切"具体是怎么做的。

"望"是看看病人的精神状态、气色以及舌苔,这是中医看病诊断的第一步。"闻"就是听,听病人描述病史,可以听病人说话声音的高低,听咳嗽声音的虚实。"问"就是医生主动问病人问题了,问的过程是进一步精确诊断的过程。"切"通俗的理解就是"把脉"了,医生将前3步得到信息同把脉得到的信息结合起来,最终形成中医的诊断,然后根据中医的诊断结果再开出药方。"望闻问切"这4步都离不开病人本人,所以中医看病,特别是第一次看病,病人不亲自来见医生是不合适的。西医的检查报告只能辅助中医诊断,在中医看病时的重要性远远不及"望闻问切"。所以如果病人需要看中医的话,请记住,无论如何第一次一定要带病人见一见医生,不然光凭检查报告,中医开方是很受限制的。

举例来说,西医诊断病人为肺炎,在西医这里,根据CT报告、血常规报告就可以开药治疗;但是在中医这里,根据病人体质的不同,有痰无痰,痰的颜色,咳嗽发生的时间,咳嗽声音的高低,是否发热,是否出汗等情况,所开出的药方可能是完全不同的。

所以我希望大家能明白中医看病的道理,尽量不要只带着检查报告就直奔中医医院来"看病",最好能让医生看一看病人。

33. 中医究竟能治什么病

有一次我在聚会中认识了一位新朋友,这位朋友 45 岁左右,在互相寒暄以后我了解到他是搞装修设计的,相谈甚欢。然后他问我是做什么工作的,我说我是中医医生。他很迷茫地问我:"中医? 中医是看什么病的? 我从来没有去过中医医院,你们和西医医院有什么不一样呢?"我一时语塞,这么多年来我从未被问过这个问题,我也从来没有仔细想过这个问题。我当时只能含糊地说:"中医和西医一样是治病的。"出于礼貌,新认识的这位朋友也没有继续追问,但是事后我回想到这个问题却不能释怀,所以我今天就来说一说中医是看什么病的。

要说明白中医是看什么病的其实还真不容易,这里我先来举个例子,大家会比较好理解。有一个人患头痛多年,那么他肯定会反复遇到下面的情况。

病人头痛发作,到西医医院看病,先去心内科,首先量血压,如果不是高血压或冠心病引起的头痛,心内科建议病人去神经科进一步检查。

神经科开出各项检查,头颅 CT、核磁共振、脑电图、脑地形图,如果查不出问题,一般情况下医生会开一些营养神经的药物、维生素类药物及止痛药,并嘱咐病人如果痛得厉害可以用止痛药。

但是如果病人问医生自己得了什么病,西医医生一般不会给出很明确的答案,因为检查都没有问题。如果病人追问得紧,医生可能会叫他去骨科检查一下颈椎是否有问题。

骨科接着做核磁共振检查颈椎,如果检查下来也没有大问题,然后骨科医生会推荐病人去疼痛科看看。

最后病人可能会在疼痛科、五官科、眼科、皮肤科多个科室之间走个遍。尽管病人的头痛还是经常发作，但是医院检查不出问题，查不出问题自然就给不出有效的治疗办法。最终的结果就是病人做了很多检查，但是头痛最终却没有看好。

为什么会这样呢？因为在西医的医学知识结构里"头痛"不是一个病，是疾病的一种表现，很多疾病都会造成头痛，高血压、冠心病、脑外伤、脑瘤、脑出血、颈椎病等。但是如果病人没有得这些病但是又有头痛的情况，那西医的治疗手段就很匮乏了。

病人这时可能就会找中医寻求帮助，而在中医的医学知识结构里"头痛"就是一种病，头痛可以分为：阳虚头痛、阴虚头痛、血虚头痛、瘀血头痛、肝阳上亢头痛、月经前头痛、感冒头痛等各种类型，根据不同头痛的性质不同、部位不同、发作频率不同等，中医都有针对性的药物，一般都能取得较好的效果，仅仅在我门诊时就已经治好不少头痛多年的病人。

虽然中医不可能包治百病，但是对于一些常见的难治病，比如头痛、皮肤湿疹、哮喘反复发作、神经症型冠心病都有不错的疗效。

34. 看中医就是一张方子吃到底吗

 中医门诊实录

"医生呀,你看看呀,我吃了 3 个月中药了,怎么一点起色都没有? 脸色还是差,胃口也不好,你开的药方有问题吧?"一位病人面带不悦地对我说。

"您先别急,我先看一下病史和药方。"我也是一头雾水,摸不着头脑。

打开病史一看我就明白了,原来这位病人耍了小聪明,现在聪明反被聪明误了。这是一位胃癌手术以后的病人,他经人介绍来我这里只就诊过一次,可能是因为觉得我的病人较多,每次等候的时间较长,所以在我第一次开方后就一直在别的医生处抄方来节约看病的时间,而每次他抄的方子都是一模一样的,所以造成了他现在的情况。

"我知道了,您第一次来就诊的时候我就和您说了,要来复诊换方子的。您可能忘记了,所以造成一个药方吃太久了,我帮您调整一下,情况就会好转的,您放心!"我笑着和他解释道。

"什么? 药方子还要调整? 我不是胃癌吗? 你就按照胃癌开方子不就行了吗? 难道你开的不是治疗胃癌的方子? 怪不得我越吃越差了。你这医生真是的!"病人不理解地埋怨着。

我随后给这位病人做了妥善处理,修改了处方,再次叮嘱他药方是要定时更换的,病人嘟嘟囔囔地走了,至于他还会不会来,我也不知道。但是他的情况其实很普遍,很多人都不知道中药方要根据不同的阶段、情况甚至季节调整的。

就拿这位病人来说,第一次来看病的时候由于手术后做了化疗,身体不但阴虚严重,而且气滞血瘀也很严重,所以我开方主要是以滋阴并且活血祛瘀为主的,理论上2周后他来复诊时阴虚和血瘀会好转,此时则可以增加开胃口、增强体质的药物来"补身体",等阴虚和血瘀完全治好了后,养阴和祛瘀的药物就不需要用了,可以全心全力地增强体质,预防胃癌复发了。但是这位病人第一次就诊后就再也没有来复诊,不断地抄方,所以他一直在服用养阴和活血化瘀的药物,而这些药长期服用反而会损害身体。

举一个好理解的例子,药方好比衣服,病人就好比一个人。衣服需要根据四季变化而更替变化,你一个人不能一件T恤从盛夏穿到三九严寒,或者一件羽绒服捂到炎炎夏日。到了夏天就该穿凉快的衣服,而到了冬天就该穿暖和的衣服。中药方也是一样的情况,它需要根据病人不同的情况而调整。

中医看病可不是胃癌就用一张胃癌的药方,肺癌就用一张肺癌的药方,人有千种万种,每个人都是不同的,所以药方也各不相同。千万不能拿着"死方"来治疗"活人"啊!

35. 中草药与中成药究竟哪个好

 中医门诊实录

"医生,我和你说呀,我得了甲状腺癌,我老是头晕,偏头痛,潮热,一阵一阵出汗,晚上盗汗,胃口也不好,脾气大,胃也不好,不能吃冷的东西,一吃就拉肚子,你帮我看看我是什么病啊?"病人说。

"这位阿姨,你肝肾阴虚比较严重,脾胃虚寒,气血瘀滞,不过没关系,我帮你开一个药方,调理一下就会改善的,不要看您的症状多,但是您的病不严重,很容易解决的。"我回答道。5分钟后,我说:"您好,药方帮您开好了,回家后你服用1周左右就会有明显的改善了。"

"啊? 医生你开草药干什么? 我没时间搞这些东西的,你开点中成药给我吃,搞得这么复杂干什么?"病人很不开心地抱怨着。

"可是您有这么多症状,没有一个中成药能完全针对你的情况啊。如果按照您的情况,您现在吃中成药是不合适的。"我耐心地解释道。

"中医不就是开中成药的吗? 有方便的中成药,还要草药干什么?"这样的问题我已经不止一次被病人问及,我用大家能理解的方式解释一下。

病人来找中医看病,就像一个顾客到服装店里买衣服。店里会事先准备几件衣服,衣服大小固定,款式固定,颜色固定,这些事先准备好的衣服就是"中成药"。如果病人病情简单,那这些事先做好的衣服是可以穿上身的,那么服中成药就既省时又省力。但现实的情况是顾客有高矮胖瘦,体型各不相同,要求也各种各样,这些固定款式的衣服穿不上去。如果遇到这种情况,医生就要根据病人的具体情况来"量体裁衣",为客人做一件合体的衣服。很多情况下医生就相当于一位裁缝,需要为每一位顾客裁剪合适的衣服。但是病人往往是不了解这些事情的,他们更多地认为医生是营业员,只需要把衣服"卖"给顾客就行了。

中成药是专门为某一种、某一类常见的疾病预先生产好的药物,这是为了提高就医效率,方便医患双方的举措。如果病情单一,那中成药是很好的办法,既省时又省力,但是一旦遇到比较复杂的病症,中成药就很难兼顾到方方面面,这时则需要开草药方来综合治疗了。本来是为了医患双方节约时间的办法,但是慢慢地演变成了医生和病人双方偷懒的工具了。

病人来医院就诊,医生在门诊坐诊,大家都花费了宝贵的时间在治病这件事情上,目的是要把病看好。要知道医生开一个药方最少需要 5~10 分钟,但是开一个中成药仅需要几秒钟。在治病和省时这两件事情中,孰轻孰重,相信大家在听我解释一番后应该能正确地判断了吧。

36. 中药"伤胃"吗

　　一天我和高中同学吃饭,她一直有皮肤湿疹的问题,于是她咨询了我很多相关的问题。最后我说既然你的问题已经比较严重了,那么尽快来我医院开几帖药调理一下,把皮肤湿疹的问题解决一下。但是我的这位同学给了我一个哭笑不得的说法:"我最近胃不好,我先去西医看看,把胃弄好了再来喝你的中药,人家都说中药很伤胃的。"我一脸苦笑,原来社会上还是有这种说法呀,回到家里后我仔细地想了想,决定跟大家聊一聊这个问题。

　　首先,正确适当的中药方是不伤胃的。为什么呢? 如果中医不能治疗胃病,那古人得了胃病怎么办呢? 中医自古对于胃病就有很详细的研究和记载,各种方药都很齐备,而且根据我的临床经验,在治疗很多胃肠道疾病方面,中医都是强于西医的。其次,如果中医不能治疗胃病,那么中医医院的消化科怎么还会有病人去看病呢? 所以适当的方药是不伤胃的。可为什么会有这么多人喝中药会不舒服呢? 其中的原因可能有以下几种。

　　第一,医生本身开方的问题。比如我所在的肿瘤科,由于大部分的抗肿瘤药材都是寒性的清热解毒药物,在开方时如果不兼顾到这方面,那么长期服用后有一部分病人是可能会发生胃部不适的情况。这类情况在皮肤科、骨伤科也比较多见。这类情况医生只需要注意一下药物对胃肠的副作用,调整药方配伍,都能解决问题。

　　第二,病人服药时间的问题。也不知为何现在社会上流传的服用中药时间是"上午10点,下午3点",并且有此时服用能增加中药的疗效的说法。其实在这两个时间段服药基本等于空腹喝药,对胃的刺激比较大,长此以往胃很容易出现问题。正确的方法应该是在饭后 15～30 分钟服药,这样能避免大部分的不适。

第三,病人饮食习惯的问题。由于现在流行大量长期吃杂粮、水果,而大量长期吃这些食物对胃肠道功能是有损伤的,有一些病人其实本来没有病,正因为这些错误的观念硬生生地把胃病给吃了出来。这些病人的胃病是自己不当的饮食习惯诱发的,却让中医"背了黑锅"。

总的来说,喝中药出现胃部不适的情况肯定是有的,这里有医生的原因,也有病人的原因,但是不能因为有这样的情况就"因噎废食",对中药避而远之。临床上中医对于泛酸、胃胀、胃痛、胃烧灼感的疗效很好,如果配合正确的养生饮食是能根治的。希望大家不要戴有色眼镜看待中医哦!

37. 中医真的都是"慢郎中"吗

《疯狂动物城》里的树懒"闪电"大家还记得吗？以极缓慢的动作而闻名。

最近我在与高中同学的交流中发现，原来大多数的人都认为中医看病起效很慢，估计在各位的心中，中医治病的形象和"闪电"也差不太多吧！因为长辈都喜欢说，要想疗效快就去看西医，中医都是效果很慢的。事实真是这样吗？我就拿最近刚看的一位病人和大家交流一下中医看病的疗效"速度"问题。

门诊来了一位病人，他患了带状疱疹，他的家属听说我什么杂病都诊治，就把他拖来姑且一试。

病人患带状疱疹已经 1 个月了，一点也没有好转，目前仍有部分结痂没有脱落。右侧肋下和背部面积很大。病人说疼痛非常厉害，天气已经转凉了，白露都过了，但是因为衣服摩擦会加剧疼痛，病人在家里仍然"赤膊上阵"，不肯穿上衣。而且最困扰病人的是带状疱疹不但疼痛，而且奇痒无比，这比疼痛还要折磨人，病人说一点希望都看不到，都 1 个月了，还不见好。西医看过了，现在也只给营养神经的药物治疗，拿不出更好的办法了。随后病人给我看了疱疹情况。

四诊合参后，我开具了处方，病人心急不要快递，当场等药拿回家煮药。

当天晚上家属就在微信上和我联系，病人症状已经大为缓解，大呼中医治病之神速。

其实中医治病并不像大家想的那样是"慢郎中"，反而时常立竿见影！

对于中医有误解的除了老百姓,其实在学中医的学生中也大有人在。目前临床上的实际情况是对于所有的疾病诊治首选西医思维,没办法了再去看看中医。就拿这个病人来说,如果发病时就中西医结合一起治疗,可能就不用多受这1个月的罪了。

中医治病是有快慢之分的,如果用中医治疗,急性病就算做不到1剂而愈,至少1剂就要看到明显效果,慢性病2周要看到疗效,一些极其难治的重病1~2个月也能看到疗效。

其实这很好理解,因为在西医学没有传入中国以前,大多数的疾病都是靠传统中医的思维和方法来治疗的。古人其实积累了大量的临床经验和极有效的方剂,但是限于时代原因,不能做到科学地解释和进一步推广,因此中医一直是呈现百家争鸣的局面。医学有一部分是依赖临床经验,并不是完全靠实验室研究就能搞定的。

但为什么老百姓都认为中医慢呢?我说得可能不对,只是我自己的想法,供大家参考。因为现在西医承担了绝大部分的医疗需求(这是好事),所以急性病中医接触不到,也的确没有必要纯靠中医解决问题。病人被分流了,来找中医看病的都是西医无法彻底治愈,或者西医无法分类诊断治疗的杂病。这些本来就属于难治病,中医又靠经验和悟性,每个中医医生的擅长范围和临床经验各不相同,造成治疗总体的疗效没有西医那么明显,所以久而久之"中医看病疗效慢""中医治不好也治不死人"的观念就扎根在老百姓的心中了。

我临床多年发现很多情况中医的效果要明显好于西医,比如多年不愈的皮肤病、湿疹、神经性皮炎、牛皮癣、过敏性鼻炎、无病因的头痛、偏头痛、月经不调、失眠、慢性腹泻、慢性咳嗽等,效果好的2~3天就明显改善了。这些好的药方或者民间验方都是从古籍中找到的,但是如何在这么多临床有效的用药经验中丢弃糟粕、提取精华,这是我一生的课题。

按:文中的医案,具体用药我不在这里公开,一来病人情况与大部分带状疱疹的病人不同,他的用药不适合大部分人;二来怕老百姓不懂得分辨拿来随意使用,造成不良后果。

38. 中医与"大姨妈"

不知不觉我已经跨过了不惑之年，本来倒是没怎么感觉到时光飞逝、岁月如梭，不过随着少年时代的同窗好友纷纷来咨询健康问题，我突然发现原来我们"70后"已经到了需要保健养生的阶段了。上有老，下有小，事业又处于上升期，各种压力纷至沓来，没有一个健康的体魄可是扛不住的，这个问题在女性身上又特别明显，所以这次我来讲讲中年女性的养生问题。

明代名医张介宾所著的《景岳全书》中有这样的记载："谚云：宁治十男子，不治一妇人；宁治十妇人，不治一小儿。"翻译成白话文是说医生看病宁愿诊治十个男病人也不诊治一个女病人，宁愿治疗十个女性病人也不愿意诊治一个儿科病人。为什么有此一说呢？这里的不愿意诊治女性病人并不是封建思想和对女性的歧视，而是因为女性的疾病大多复杂，这里有很多客观原因，比如社会对女性的定位、家庭关系中的角色、男女性别分工的不同等，相对于男性来说女性承担了更大的压力，加上女性的性格多阴柔善感，所以一旦患病，病势较男性更为缠绵难愈。所以才有"宁治十男子，不治一妇人"一说。

不愿意看小儿病是因为小孩子特别是3岁以下的孩子不能完全表达自己，完整地描述病史，所以中医称为"哑科"，给儿童看病时要靠丰富的经验与技巧，而且耗心神，所以才有"宁治十妇人，不治一小儿"一说。

虽然这是古人的说法，不过换到当今社会也是有现实意义的，比如每个医院都单独设立"妇科"，你或许会说不是也有"男科"吗？其实男科诊治疾病的范围与妇科还是不能同日而语的。

接下来我就切入正题聊一聊中年女性的养生保养问题。

究竟多少天来1次月经才算正常？

女性的月经俗称"大姨妈"，理应每月见1次的"大姨妈"在很多女性身上却不是这么一回事。我门诊遇到自幼就是21天来一次月经的病人大有人在，我对她说最好能把月经调整到28天左右为佳，病人就很不理解，她说："西医说了，28±7天都算正常的，21天刚好在正常范围内。"她的说法是没错，因为西医的确是这样认为的，不过中医对于女子的月经却有着不同的观点。

《中医妇科学》中对于月经的周期天数没有很详细的论述，基本与西医一致，于是我查阅了清代的中医"官方教材"《医宗金鉴》，《医宗金鉴》在妇科总括的"月经之常"中是这样记载的："月经三旬时一下……女子阴类也，以血为主。其血上应太阴，下应海潮，月有盈亏，潮有朝夕，月经三旬一下与之相符，故又谓之月水，月信也。女子月经一月一行者，其常也。或先，或后，乃其病也。"我来解释一下这一段古文，古时一旬是指10天，三旬就是30天，所以其意思是月经应该是30天来一次。月经应该与月亮的盈缺相应这样才正常，月经提前或延后都是不正常的。

虽然中医与西医有着不同的观点，不过总的来说只要每个月的月经规律，大体上还是属于正常范围的，只是相比较下，28～30天的月经周期更理想。月经总是提前的女性如果以21天一行来算的话，相比正常女性，她一年至少要多来3～4次，10年下来可就是30～40次，这可不是小数字，就算没有弄到提早进入更年期的地步，可对于身体的亏空却是实实在在的。而且从西医的角度上来说，月经提前也提示卵巢功能相比正常人会差一些。

所以中年女性需要记住的第一大养生重点就是，月经尽量要准！月经不准谈女性养生，那养生就是一句空话。这里会遇到一个问题，如果去内科调理身体，一般内科医生是不管月经问题的，内科医生会推给妇科医生；妇科医生又不管内科问题，又退还给内科医生，这一来一回病人无所适从，不知道该看哪个科了。造成这样的结果是现代分科制度太细造成的,其实某些情况下中医治病是不分科的(详细请参看本书"中医就诊如何选择科室")。女性养生先调经,这是中医诊治女性的一个准绳。

女性月经状况频出,有什么药能够缓解这些问题呢?答案是有的,那就是"四物汤"。

四物汤是中医调理月经最基本的方剂,与西医认为的内分泌失调不同,中医对于月经病的病因认为是气血不和造成的,而四物汤就是补血的名方。

四物汤由四味药物组成,分别是当归、熟地、白芍、川芎。气血不和以血虚和血瘀为多见。打个比方,月经量少就如同打开水龙头水流出很少,之所以水少是因为水量少、水压不足,所以水龙头打开出水量就少,血虚的表现就是水量少并且水压太低,所以造成月经量少,经期很短。还有一种情况是血瘀,血瘀的话就好比水管中的铁锈把水管给堵住了,这时水龙头打开也会造成出水量少,不过水量和水压是正常的,只是问题出在水管里,这时就需要用活血化瘀的方法来疏通水管,管道通畅了,自然出水也就正常了,同理月经也就会趋于正常了。四物汤既能治疗血虚又能治疗血瘀,所以才被称为女性调经名方。

熟地滋阴补血,当归补血和血,这两味药主要的作用是补血;白芍柔肝养血,白芍尤其适合女性,女性多愁善感,肝气不舒最为多见,白芍不但养血又能养肝,此药一药二用,物尽其用。川芎本身无补血作用,但是它行气活血的作用比较强,以上三味药都是补血的药物,补血药性质偏于凝滞,不容易流动,如果补血药在人体中无法顺利地流动,那效果会大打折扣,因此川芎在四物汤中的作用就是用来推动气血的。川芎被称为"血中之气药",既能活血又能行气,也是一药二用。所以中医用药博大精深,小小四物汤每味药都有作用,而且作用侧重点都不一样,合在一起发挥补血调经的效果。

如果月经不调的话可以先试着服用四物汤,一般气血亏虚的女性都能得到改善。如果改善不明显则需要去医院进一步调整。这里我简单地说一下我所用的方法,大家千万不要自己给自己开方用药,毕竟不是专业中医,很容易弄巧成拙。

在临床上遇到不同的情况我一般会这样调整:① 遇到血虚而且伴有血瘀的病人,我用四物汤加桃仁、红花,名曰桃红四物汤,既能补血又能活血化瘀。② 遇到气虚乏力严重的病人,我用四物汤加人参、黄芪,名曰圣愈汤,在补血的同时兼顾补气。③ 遇到总是小腹隐痛喜欢用热水袋捂着的病人,我会用四物汤加艾叶、炮姜以温中散寒。④ 如果遇到总是潮热汗出的病人,我会用四物汤加牡丹皮、地骨皮,在补血的同时清泄血中虚热。临诊看病如同领兵打仗,战争的情况瞬息万变,千万不能守着一个“死方”去医治“活人”,因此许多保健品所宣传的包治百病其实是不可能的,道理就在这里,四物汤虽好,但是使用起来还是有注意点的。

四物汤中的补血药对于脾胃功能是有不利影响的,所以脾胃功能不好、经常拉肚子、肚子胀气、打嗝的女性,吃四物汤时要配合健脾理气药物一起服用,而且在服用四物汤期间需要忌口生冷和辛辣刺激的食物。当今社会女性减肥的较多,水果餐、沙拉餐都会对脾胃造成损伤,所以有些脾胃功能实在不好的病人需要先调理脾胃才能继而调理月经。

女性的情况千变万化,临床上的状况千奇百怪。有的月经总是提前,有的月经总是延后的,有的月经2个月才来1次,有的月经时而提前又时而延后,有的40岁出头就月经量越来越少,有的不光月经不调而且脸部黄褐斑也慢慢多起来,有严重的甚至开始掉头发,遇到这些情况单用四物汤效果就差了。这就需要认认真真地花时间和精力来调理好自己的身体,三天打鱼两天晒网的态度对于月经已经异常的女性来说是要不得的,如果抱着马虎的心态,临床实际证实疗效是不理想的。

最后祝愿每位女性都能美丽、健康、幸福每一天!

39. 中医与"高尿酸"

我是个肿瘤科中医医生,多年临床我发现肿瘤科的病人并不都是面黄肌瘦、营养不良的,相反,大部分的肿瘤病人都有"三高":血脂高、血糖高、血压高。和大家想象的不一样,肿瘤病人其实胃口一点也不差,手术后长伤口要补一补,化疗前要补一补,放疗前要补一补,化放疗都做完了之后免疫力低也要补一补,这么一路补下来,本来没有"三高"的也被吃出"三高"来了。

今天我们暂时不聊高血糖、高血压和高脂血症,我们来聊一下"第四高"——高尿酸。首先我们先明确一点,那就是高尿酸≠痛风,高尿酸的人只有 $10\%\sim20\%$ 会发生痛风,但是不都会引起痛风不代表得了高尿酸就可以高枕无忧了,高尿酸还会引起尿路结石。除了结石会时不时地骚扰你一下,尿酸过高也提示你代谢功能出了问题。

我并非内分泌科医生,不过肿瘤病人高尿酸的情况很多,让病人去内分泌科再跑一趟费时费力,加上我自己很反对病人多吃药,所以一般在肿瘤药方组方的同时我会顺便将降尿酸的中药加入其中,既能帮病人降低尿酸,又能减轻病人的就医负担。

痛风和高尿酸是营养过剩造成,治疗上最重要的就两点,第一点是要少吃嘌呤含量高的食物,第二点是要增加尿酸的排泄,即多喝水。如果做到以上这两点,但是尿酸还是控制不好的话,那就需要运用药物来治疗。不过西药治疗有一个问题,那就是"吃药的时候指标是好的,停药了指标又上去了"。那么如何解决这个问题呢? 中医提供了第三个选择,中药降尿酸。

在没有具体说明用哪几味中药之前,我先把食物的嘌呤含量给大家梳理一下,因为高嘌呤饮食是尿酸和痛风发病的源头,药物毕竟是药物,能少用就少用,能不用就不用,疾病到了用药的阶段其实是无奈之举。

首先是嘌呤含量高的,主要包括动物内脏类、海鲜类,如牛肝、猪肝、鲢鱼、猪大肠、鸡肝、鸭肝、海鳗、鲨鱼、乌鱼、白鲳鱼、牡蛎、白带鱼、蚌蛤、香菇等,这些食物需要少吃。特别要注意的是,"香菇"也属于嘌呤含量高的食物,所以民间有说法称香菇是"发"的,可能在一定方面是有道理的。

其次是嘌呤含量比较高的,主要包括动物肉类、豆类和坚果类,如米糠、猪脑、牛肚、牛肉、鳝鱼、兔肉、羊肉、鸭肠、猪瘦肉、鸡心、猪肚、猪肾、鲤鱼、鸡胸肉、猪肺、草鱼、鸭心、鱼丸、螃蟹、乌贼、虾、紫菜、黑芝麻、腰果、白芝麻、花生、红豆、杂豆、熏干、豆干、绿豆、豌豆、黄豆、黑豆、银耳等。因此,尿酸高的人坚果类也是要适量控制的。最后需要注意的是,银耳也属于嘌呤偏高的食物哦!

最后是嘌呤含量较低的食物,大家可以放心食用。如冬瓜、洋葱、姜、葫芦、萝卜、青椒、苋菜、胡萝卜、榨菜、苦瓜、丝瓜、包菜、芹菜、芥菜、白菜、大葱、菠菜、茄子、小黄瓜、蒿子、空心菜、芥蓝、芫荽、雪里蕻、菜花、韭菜、蘑菇、菜豆、甘薯、荸荠、土豆、小米、玉米、高粱、芋头、米粉、小麦、面粉、糯米、白米、面条、糙米、麦片、大豆、海参、海蜇皮、猪血、皮蛋、鸡蛋、鸭蛋、海带、核桃、奶粉、石榴、凤梨、葡萄、西瓜、鸭梨、枇杷、桃子、橙子、橘子、柠檬、哈密瓜、葡萄干、红枣、黑枣、龙眼干、瓜子、杏仁、莲子、豆芽、蜂蜜、番茄酱、酱油等。

中医自古没有"高尿酸"这一疾病名称,痛风却是自古就有大量记载。对于痛风,中医主要是针对关节红肿热痛的具体症状作出处理,但是对于高尿酸这一类尚未发展到有临床症状的情况,中医怎么去治疗它,古人并没有给出现成的答案。不过随着中医药现代化的不断发展,一些药物的有效成分及作用机制不断地被发现和应用,古今结合,我在临床上运用一个小偏方可以使一部分人的高尿酸得到控制。方子由三味药组成:威灵仙、土茯苓、络石藤。如果你的尿酸经过饮食控制、西医治疗都不见好转的话,可以尝试一下中药的方法。此方具体用量因人而异,如果病人自己单用此方,请记住不要长期服用,这个药方单独长期服用会有一定的副作用。如果需要长期控制尿酸,那还需要配合其他中药一起使用,以求既能降低尿酸又不会损伤人体。

 中医小知识总结

痛风和尿酸高,少吃内脏,少吃肉,不喝酒,多喝水!

如果饮食控制不佳,可以尝试中医治疗,威灵仙、土茯苓、络石藤这三味药降尿酸有效,但不要单独长期服用。

请在医生指导下服药!

40. 中医与流感

中医生活实录

"爸爸,今天我听我补习班的同学说,他班级有一个同学患甲流了,所以他班级不用上课啦!"女儿兴奋地对我说。

"你羡慕他不用上课? 你知道吗? 甲流严重的话是有生命危险的!"我严肃地说。

"这么可怕呀? 那我还是去上课吧!"女儿说道。

听了女儿这么一说倒是提醒了我,我赶紧去医院配了几帖中药给女儿喝,预防一下流感。大家要问我配的什么药? 我先卖一个关子,听我从头说起。

流感往往在冬春季易于流行,而且一旦确认流感发病,对于正在念书的学生,特别是初中生影响最大。因为初中生学业繁重,一旦生病,对于学业的影响比较大,而且初中生的身体还没有发育完全,各方面的抵抗力并没有高中生、大学生强,因此小学生、初中生要更加注意对流感的预防。

要说预防流感,先说说什么是流感。流感与普通感冒不同,流感是由甲、乙、丙、丁 4 个类型的病毒造成的,其中人类主要是感染甲型与乙型流感病毒。甲型和乙型流感每年都呈季节性流行,特别是甲型流感可以引发全球性流行。

流感发病的症状比普通感冒要严重,最主要的区别就是高热,流感的高热可以达到 39~40℃,其他的症状有头痛、肌痛、畏寒、寒战、全身肌肉关节酸痛、乏力、食欲减退等,并且常有咽喉痛、干咳,可有鼻塞、流涕、眼结膜充血等。

西医预防流感最有效的手段是接种流感疫苗,推荐 60 岁以上的老人、6 月龄至 5 岁儿童、孕妇等接种。不过流感疫苗不是终身有效的,有效期约 1 年,因此体弱的人群需要每年接种。那么吃药能预防流感吗?

大家都知道治疗流感有一个特效药——奥司他韦,此药对于流感的治疗效果很好,几乎药到病除,不过,对于流感的预防却不尽如人意。这是由奥司他韦的作用机制造成的,奥司他韦是一种作用于神经氨酸酶的特异性抑制剂,其抑制神经氨酸酶的作用,可以抑制成熟的流感病毒脱离宿主细胞,从而抑制流感病毒在人体内的传播,以起到治疗流行性感冒的作用。转换成大白话就是:只有感染了流感病毒,奥司他韦才有用,预防感染流感病毒,奥司他韦无效!所以想用特效药来预防流感这一条路走不通。

西药不行,那么中药行吗?根据《流行性感冒诊疗方案(2019 年版)》规定,有若干种中成药可以治疗流感,他们包括:金花清感颗粒、连花清瘟胶囊(颗粒)、清开灵类、疏风解毒胶囊、银翘解毒类、桑菊感冒类等,还有高热不退时可用的羚羊角粉、安宫牛黄丸等。不过这些中成药也是针对流感发生了之后的不同病情采用不同方法治疗。事先服用此类药物来预防流感其实也是不妥当的。

那么到底用什么方法来预防流感呢?我举一个例子来说明这个问题。人体的免疫力好比是长江的堤坝,流感病毒好比是江水,如果江水越过堤坝则洪水泛滥,那么人体就会患流感。按照这个比喻,预防流感就变得很简单,我们要做的就是把堤坝筑高,让江水不能越过来,那么洪水就不会发生,相当于人就不会患流感。预防流感的重点不是去杀死病毒,而是提高自身的免疫力。病毒都进入不了人体,还怎么为非作歹呢?

提高人体免疫力有很多种情况,比如气虚的需要补气,血虚的需要补血,阳虚的需要温阳,阴虚的需要滋阴,因人制宜,无法一概而论。不过孩子的体质与大人相比较为单纯,如无特殊情况时可采用以下这个方子:太子参、炒白术、白茯苓、炙甘草、陈皮、黄芪、防风,此方为异功散＋玉屏风散组合而成,对于提高人体免疫力有一定的效果。如果想让孩子预防流感,可以参考此方(用药请在医生指导下进行)。

 中医小知识总结

流感不是普通感冒,需要重视。

流感疫苗是最有效的预防手段。

奥司他韦能治疗流感,但是不能预防流感。

清热解毒类的中成药能治疗流感,但是预防流感作用较差。

预防流感可以用异功散＋玉屏风散的方药组合。

最重要的是注意个人卫生,远离流感病人。

41. 不良情绪与疾病

　　情绪为什么会引起我们生病,早在《黄帝内经》就有情绪致病的记载。

　　《黄帝内经·素问·举痛论》曰:"怒则气上,喜则气缓,悲则气消,恐则气下,寒则气收,炅则气泄,惊则气乱,劳则气耗,思则气结。"

　　我简单地解释一下这段话,《黄帝内经》所论述的就是有关于中医七情致病的机制,中医认为气是人体最重要的物质,气的运行叫作气机,而正常的气机是人体保持健康的保障,除了外界的致病因素会影响气机外,人体自身的情绪对于气机的影响最为明显。"别生气""气大伤身""别气坏了身子",这些日常我们都会遇到的言语其实就是这一理论融入在中国文化中的表现。

怒、喜、悲、恐、惊、思是人体正常的情绪表现，而这里所说的会导致疾病的是怒、喜、悲、恐、惊、思过度的情况，比如为某件事发脾气，偶尔为之是人之常情，但是动不动就发怒，暴跳如雷，那日子一久肯定会造成气逆上涌，所以急性脑中风、脑出血、心脏病、晕厥多数发生在大怒、大喜之后，情绪过激是诱发疾病的因素之一。

临床上遇到失眠病人最多的情况就是"想得太多"，这些病人要么就不懂瞎想，要么就拼命钻研一定要搞懂，要知道一部分失眠病人的病因就是"思虑过度"，如果为了治疗失眠，过度思考失眠的病因，这样做不是背道而驰，雪上加霜嘛！可惜病人往往不知道这个道理，所以造成越研究越焦虑，越焦虑越要研究，研究到最后彻底睡不着了。

 中医小知识总结

万事都不能过度，包括情绪，普通的情绪是人之常情，但过度的情绪就是致病的因素了。平和的心态，稳定的情绪，也是养生保健的一个重要方面。

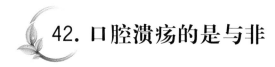

42. 口腔溃疡的是与非

　　"朱医生,你说说看,我在你这里吃了1个月的药了,就是一个口腔溃疡,你说能治好,但是到现在还没好,你到底用心开药了吗?"一位体形消瘦的阿姨抱怨着。

　　"我仔细看过了,处方没问题,我今天再调整一下,我问一下,你煎药是按照我给你的方法煎煮的吗?"我问道。

　　"是按照你说的方法煎药的呀!而且你知道吗? 我知道口腔溃疡是免疫力低造成的,我还特地每天吃5个红枣增强体质。别人说我湿气重,我还特地买了赤小豆和米仁天天煮了吃,祛湿! 还有……"老阿姨滔滔不绝。

　　"等等,你说你每天都吃红枣、赤小豆、米仁?"我打断了病人,"问题就出在你自己吃的这些东西上!"

　　"啊?"阿姨急了,"不是说这些都是好东西吗? 养生节目天天在说,怎么会有问题呢?"

　　"适合的人吃是良药,对于你来说就是毒药,听我给你解释。"我找到了问题的症结所在,不着急了。

　　"朱医生你快点说呀!"阿姨急了。

　　这位阿姨体形消瘦,经常口干,口腔溃疡多年,反复发作,一直不能彻底治愈。来我门诊的时候，我诊断病人为气阴两虚加肾阴不足引起的虚火上炎，虚火上炎日久则造成长期难以治愈的口腔溃疡。所谓虚火就是"假的火"，实际上是因为阴虚造成的，所以这一类虚火靠服用菊花、金银花、蒲公英等清热解毒药是没有用的，反而会造成口腔溃疡越来越严重。这种病人是需要用滋补肾阴加上清虚热、生津液的方法来治疗的。

举个例子来说，把口腔溃疡比喻成"火"，把清热解毒药比喻成"水"，这个病人的情况不是普通的着火，而是汽油着火了，汽油着火是不能用水去灭火的，因为水比油重，油会往上浮，会引起火越烧越大，正确的方法是用沙子去覆盖灭火。而这里的沙子就是我开具的"养阴药方"。

不过，本来应该很顺利的灭火过程却出了问题，这个问题在于火灾的火势被强行增大了，而灭火沙子的数量被刻意减少了。此消彼长，你说这火还能扑得灭吗？肯定没戏呀！

大枣温热有余，无滋阴作用。我一直认为，大部分上海人的体质不适合吃大枣，因为上海的地理环境造成上海人体质偏湿热的多，热性体质的人吃了大枣，上火会更严重。这位阿姨每天吃大枣其实就是每天给火加汽油，帮助火越烧越旺！

米仁就是薏苡仁，薏苡仁加上赤小豆利水力量很强，湿气很重的肥胖人群可以适量食用，但是对于这位风都能吹倒的瘦弱阿姨，薏苡仁加赤小豆无疑是雪上加霜。本来还需要增加津液，现在倒好，都被利水排出体外了。换成上面的例子，滋阴生津药就是"沙子"，现在利水的薏苡仁、赤小豆一吃，"沙子"变少了，不足以覆盖全部的"火势"了。

所以，这位阿姨的口腔溃疡治不好错不在我，而在她自己。别小看大枣、薏苡仁、赤小豆，它们既是食品又是药品。用在中药里的红枣，我一般也只用到4～5枚，每天都吃对于她来说是不合适的。更不用说药力更强的赤小豆了。

中医小知识总结

　　医生开方就如绘画,布局、笔墨、色彩、风格需要统一,那画才能优美动人。病人自己在医生的药方之外服用其他药物,就如在绘完的画布上进行"二次加工",而且还是非绘画专业人士的画蛇添足,你说这幅画作还能好看吗?

　　病人不要干扰医生开的处方,这是最基本的中医看病原则,希望大家能通过这位阿姨的事例,避免自己无意中给药方擅自添加了药物,造成"适得其反"的局面。

43. 想加就加，我的药方我做主

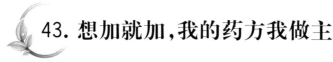
"朱医生，你帮我开点黄芪、参、菊花、决明子。对了对了，我现在睡觉好点了，你把方子里的五味子拿掉。还有朱医生，你怎么开蛇给我喝？我从小怕的，你帮我去掉！但是我的疗效不能受到影响的！还有还有，我到你这里吃了1个月中药了，怎么拉肚子还没解决？好是好一点，就是没全好，我看你的其他病人拉肚子一吃就好，怎么我就看不好？你是不是没用心帮我看病呀，朱医生？"病人的话如滔滔江水，连绵不绝。

"哦？你要黄芪，请问是要生黄芪还是炙黄芪？参你是要人参、党参、太子参、丹参、西洋参？菊花是要野菊花、白菊花还是黄菊花？决明子是要生决明子还是炒决明子？"我问道。

"我不知道呀！这个还有这么多讲究的？我看到电视上说的药方子，让你开点补补身体。"病人说。

"五味子在你的药方里是止泻的，不是治疗失眠的，你的药方里还有其他药在治疗你的睡眠问题，你确定要把五味子拿掉？"我问道。

"我不知道呀……"病人回答。

"蕲蛇是用来治疗你的顽固性湿疹的，因为你用过常规的药物效果不好，特地给你调整用的，你看你手臂上的湿疹好很多，而且也不痒了对吧？但是还没彻底治愈，你确定要把蕲蛇拿掉？湿疹再发作，治疗重头来一遍哦!"我问道。

"我不知道呀……"病人回答。

"拉肚子90％都能看好,除非有特殊情况,比如直肠癌手术后的后遗症。直肠部位放疗过的,哪怕不能完全治好,至少服药1天后能控制到不太影响生活的程度。哪像你这样1个月都不见动静? 你肯定没完全按照我告诉你的方法来做。我有好几个得溃疡性结肠炎的病人都好点了,你这点问题真的不算什么。你确定粗粮和水果都不吃了吗?"我问道。

"我不知道呀……"病人回答。

"你什么都不知道,为什么要指挥我开药呢?"我问道。

"……"病人无语。

　　门诊这类病人不在少数,有些是久病成良医,有些是自学成才,其中倒是不乏很多人用民间验方,只不过中医中药的讲究不少,一旦搞错,最终吃亏的还是病人自己。

　　比如说大家都知道决明子是能明目、通便的。但是我前几天门诊就遇到一位病人说自己大便不好,在喝决明子茶,他自己把决明子炒熟了喝,效果也不好。其实这位病人的情况我是知道的,他的顽固性便秘不是一味决明子能搞定的,况且用决明子通便最好是用"生决明子","炒决明子"更偏重于明目。像这样做无用功的例子,门诊还真不少。

　　为什么拿决明子做例子,因为文章开头那位病人本来就拉肚子,还要我开决明子,那岂不是越喝越拉,越帮越忙吗?

 中医小知识总结

　　看病可不能像歌词里写的那样"我的地盘我做主",而应该是

"你的病医生帮忙做主"。

中药材与西药不同，不是高血压药就是用来降血压，糖尿病药就是用来降血糖，而经常是一药多用。比如黄芪就有"健脾补中、升阳举陷、益卫固表、利尿、脱毒生肌"多种功效，临床上到底发挥药物的哪种功效则依靠药物炮制方法，药方配伍和剂量调整。有经验的医生会一药多用，充分发挥药材的功效。

再比如三七，既能活血又能止血，那预防脑梗死到底能不能吃三七呢？老百姓其实是丈二和尚摸不着头脑的。

所以我建议没有专业知识的病人最好不要在门诊"指点江山"，因为最终药是用在您自己身上的，如果药不对症，那可真是"哑巴吃黄连，有苦说不出"哦！

44. 中药网上查，岂非杞人忧天

"朱医生，我喝了你的药之后，拉肚子了。我后来去查了你开的药方，发现你给我开了黄连，我网上查过了，黄连是寒性的，脾胃不好的人吃了会腹泻，所以我把黄连拿掉了。我本来就是看胃不好的，朱医生你怎么能开黄连给我呢?"病人问。

"那你腹泻好了吗?"我问。

"也没有好呀，所以我来问问你到底是怎么给我开的药? 怎么我的胃没有好，反而拉肚子了呢?"病人再问。

"你按照我说的忌口了吗?"我再问。

"朱医生，我只吃了很少一点点你嘱咐我不能吃的东西，实在忍不住呀!"病人有点心虚。

"一点点? 肯定不止一点点，吃了就吃了，也不是大不了的事情，但是不要把疗效不好怪到黄连头上，你的病还真就缺不了黄连。以后别自己网上查了乱解释了。"我说。

"吃了黄连不是会拉肚子的吗? 这个药寒性很重的，网上都这么说，不会错的。"病人还不死心。

"行呀，那我问你，网上说了我开给你的药方是哪几个方剂组成的吗?"我笑着问。

"这个还真不会查，我只会一个一个查中药，方剂什么的我不懂的。中药不就是一个药治疗一个病,还要什么方剂?"

"中药不配伍,开方不用方剂,如何治病啊?"我苦笑道。

这位病人一直胃部嘈杂,泛酸,口苦,舌苔又黄又腻,加上她自己生活上很不注意,经常吃冰冷的食物,辛辣刺激的夜宵,大量的水果、酸奶,而且她脾气暴躁,月经也有问题,来我这里的时候她已经患病半年多了。她的情况在中医上称为"肝火犯胃",举个简单的例子,比如有些人一发脾气就会胃痛,这就是肝气犯胃,而她的情况更进一步,肝气郁结严重到肝郁化火了。

中医五行中,肝属于木,胃属于土,木能克土,所以肝火一旺,胃就倒霉了。打个比方,肝是江水,胃是江边的居民,肝火旺就是洪水泛滥,那江边的居民就会受水灾,即胃生病了。所以治疗上不是治疗无辜的居民(胃),而是应该把肝火泄一泄,江水不越过河堤,那江边的居民自然就安居乐业了。这就是中医的治病求本。

病人去网上查黄连肯定是得到上文的结果,但她没有看懂我开的另一味药吴茱萸,黄连和吴茱萸配伍起来的药方称为左金丸,专治肝火犯胃。吴茱萸性热,能抑制黄连的苦寒,并且吴茱萸能疏肝,使肝气舒畅。所以药方中虽然有黄连,但方子本身却不是寒性的。再加上病人月经也不调,长期的饮食习惯恶劣,"脾脏"也受损,所以药方中还有调理月经和健脾化湿的药物,我开方的时候已经全面兼顾到黄连的寒性副作用了。没想到被病人不分好歹,揪住小辫子不放,其实她是犯下了"一叶障目,不见泰山"的错误。

 中医小知识总结

我出门诊时经常遇到把我开的药方中的每一味药都去网上

查一遍的病人,其实这是完全没有必要的,因为仅仅单看一味中药是没有意义的,而且中药方剂的排列组合是千千万,网上目前来说是很难查全的。我经常还会根据病人的情况调整方子中不同药味的不同剂量,并不是死守原方原剂量,所以病人更是查不全的。

既然查了也查不全,查了也看不懂,查了也理解不了,那何必要杞人忧天呢?经常有这一类病人拿着药方中的某一味药来兴师问罪,其实是没有必要的,我把我医生的责任尽到,您把您病人的位置摆正,不要帮倒忙,病好得快一点,医患双方都能得益,您说是吗?

用药如用兵,这个世界上没有完全一模一样的两个病人,用药也不可能完全一模一样,战场瞬息万变,疾病也不会完全按照书本来患,如果看病真的能"纸上谈兵",那世界上岂不是没有治不好的疾病了?

119

45. 面色黑,面色黄,究竟哪种才是"好面色"

中医门诊实录

"朱医生,我这两天睡觉又睡不着了! 本来挺好的,这几天不行了!"病人说。

"你最近又有什么心事了?"我问道。

"前几天同学聚会,同学说我的面色很难看,我说我在中医医院吃中药调理的,她说你喝中药面色也这么差,身体肯定有问题。"病人说。

"哦? 你同学说你面色怎么不好?"我问道。

"她说我脸色太黄了。"病人说,"这两天我担心得不得了。朱医生,你说为什么我脸色这么差?"

"你在我这里少说也调理了 1 年多了,你是胃不好开的刀,现在面色其实已经好转很多了,你都不知道你当初第一次来我这里的时候是什么面色。你同学多年没看到你,突然一见可能是与你没生病之前对比得出的结论。你不用担心!"我说。

"朱医生,你是安慰我,我镜子里照照,面色是很黄的。"病人钻牛角尖了,"你还是给我开点好的药,经济上你不用考虑,只要面色好!"

"行! 我帮你调整中药,不过你知道什么才是正常的面色吗?"我苦笑道。

中医对于人的面色是有一套完整理论的,今天我就来科普一下,以防再有病人被自己的同学、朋友"吓死"。

中国人大部分是黄色人种,正常人的面色一共 8 个字"红黄隐隐,明润含蓄",红即面有血色,气血充足。黄为黄种人的肤色底色。"明润含蓄"这 4 个字我举个例子来说明。

如果把人比喻成一盏带有黄色灯罩的台灯,点亮灯后灯泡的光隔着灯罩透散出来,眼睛能直视灯光不耀眼,同时光亮度又足够照亮周围,这样的状态就是"红黄隐隐,明润含蓄"。

那么问题来了,为什么健康人也有人面色黑,有人面色白呢? 其实这是与生俱来的基本色,与先天遗传有关,终生基本不变。按照中医的五行理论有偏青、偏赤、偏黄、偏白、偏黑,这些都是健康正常的,这相当于台灯的灯罩出厂的时候就有不同的颜色,台灯的质量是没有问题的。这在中医上有个专业名词叫"主色"。

既然有主人就会有客人,因此有"主色"就会有"客色",客色是什么呢? 客色是指季节因素、饮食因素、情绪因素造成的正常的面色改变。比如夏天紫外线厉害,皮肤容易晒黑,胡萝卜吃得太多,手、脸会发黄,生气了面色发青,这些都是正常的。因为客色也是正常面色,不是生病。

主色和客色总称为"常色",常色就是正常的面色。我们大部分人的面色都是常色。

说了正常的,那接下来说说异常的。中医将异常的面色称为"病色",病色的特点是 4 个字"晦暗、暴露"。继续用台灯的例子来说明,"晦暗"就是台灯的灯泡坏了,发出的灯光很暗,无法照亮周围。"暴露"就是台灯的灯罩破了,甚至灯罩都没有了,灯光直接对外照射,并且灯光还很暗。

如果出现病色,那不同的颜色则对应不同的疾病。比较常见的如青色以寒证、瘀血证多见,赤色对应热证,黄色对应脾虚、湿证,白色对应虚证、血虚,黑色则肾虚、瘀血多见。

不过病色也还要分"善色"和"恶色",再举个例子,"善色"就像刚摘下的苹果,虽然红彤彤的,但是表皮有光泽,饱满,这种情况提示病轻,经过治疗能转变为正常的面色。"恶色"如同放置了很久的干瘪苹果,不仅颜色暗淡,而且表皮枯萎,有皱褶,这种情况提示病情危重,不容易治疗。

文章开头的这位病人属于比较特殊的情况,她因为做过胃癌手术,脾胃受损,面色发黄属于病色,但是她经过调理后已经明显地透出光泽并且含蓄饱满,所以就常人而言她的脸色是偏黄,但是对于她自身的情况来说却是身体逐步恢复健康的表现。

 中医小知识总结

最简单的判断面色的方法就是看有没有光泽,我记得如以前有一句广告语:"××××,以内养外,补血养颜,细腻、红润、有光泽!"其实对于正常面色,这也是一句不错的总结。每人的面色天生都有细微的差别,没有一个标准100分的面色作为参照,要具体根据每个人的情况来判断。并非面色偏黄就是脾胃有问题,面色偏白就是贫血这么简单。

46. 我究竟是哪种中医体质

"朱医生,你倒是说说看我是什么体质? 是阳虚,还是阴虚? 他们都说我是阴虚的体质,你说对不对?"一位阿姨在门诊追问着我,她最近感冒了,舌苔白得厉害,还总是打嗝,头晕眼花也比较严重。"她们说我阴虚得很厉害,要我多吃点阿胶,朱医生你说可以吗?"

"都是什么乱七八糟的呀? 你脾胃功能很差,寒湿很重,阿胶你吃不进去的,别听邻居乱说呀!"我头又痛了。

"那好,朱医生,既然我不是阴虚体质,你倒是给我诊断一下我是什么体质?"病人不依不饶了。

"你真的不是阴虚体质,要和你解释清楚是比较复杂的事情,门诊时间有限,能否不纠缠这个问题,我们治病好吗?"我询问道。

"不行,朱医生! 他们都说你很有本事的,你今天一定要给我解释清楚我到底是什么体质!"病人态度很坚持。

"你倒是说说看,除了阴虚、阳虚,你还知道其他什么体质?"

"嗯……湿气重! 嗯……宫寒! 嗯……"

"那行,我只负责说,你听不懂可不能怪我。"

"没问题!"病人拍着胸脯。

"首先如果一定要用阴阳来解释你目前的情况,那你是阳虚,而不是阴虚。但是如果中医只把人分为阴阳两种情况,那看病不就是只用2个处方就能搞定了吗？一个治疗阴虚的方子，一个治疗阳虚的方子，对吗？显然这是不可能的，实际情况要复杂得多。

我用中医专业术语来解释一下你现在的体质：你身体自幼比常人虚弱，正气不足，最近表现为表阳虚、肺卫不固，因前些天感受风寒之邪，寒邪未经太阳经、阳明经直接入少阳经发病，如果按六经辨证，你当下为少阳病。因你脾胃一直虚寒，寒湿内蕴，外寒与内寒合邪为病，如果按脏腑辨证，为脾胃虚寒、寒邪客胃之证。因你平时家中琐事较多，情绪抑郁，肝郁气滞、肝横犯胃、胃气上逆，故见打嗝，因此除脾胃虚寒以外你还有肝郁犯胃、胃气上逆之证。因你脾胃虚弱由来已久，脾胃为后天之本，脾胃虚弱则气血不足，因此你也兼有气虚、血虚，故而会乏力眼花。

因此。简单来说。你目前的体质是'表虚＋阳虚＋肺虚＋卫气虚＋脾虚＋胃弱＋寒湿内蕴＋肝郁＋胃气上逆＋气滞＋气虚＋血虚'，你听懂了吗？"

"……"病人彻底晕了。

在网上、社会上、生活中总有这样那样的"中医体质"说，其流行程度不亚于当年的星座学说。不过如果说星座可以将全世界的人分为12种（12星座，当然有更复杂的分法，我这里只是举例，占星家请勿较真），那中医究竟将人分为几种呢？难道就是分阴虚和阳虚吗？

首先，中医一般情况下认为普通人是处于阴阳平衡状态，一般不称阴虚体质、阳虚体质、血虚体质等。"阴虚""阳虚"之类的名称是对病人而言的，生病了才有"虚实"之说。

其次，中医对病人的划分方式并不是1种，而是最粗略的有6大类分法，这6类分别是八纲辨证、脏腑辨证、经络辨证、六经辨证、卫气营血辨证、三焦辨证。是不是看着就看不懂？听着也晕乎了？本来嘛，这些知识是给医生看病用的，不是给大家测试自己用的。

中医小知识总结

　　正常人的确有体质差异，每个人不尽相同，但是总的来说是处于阴阳平衡的状态，因为一旦阴阳失衡，人是会生病的。所以不要总是说自己是什么体质，一来多数情况并不符合真实情况，二来容易误导自己，甚至误导医生。

　　如果你看不懂上面的专业分析，那么也就别纠结自己是什么体质了，还是把这个伤脑筋的问题留给给您看病的医生吧！术业有专攻，专业的问题还是留给专业的人士来解决吧。

47. 通便药的"陷阱"

门诊来了一位女性病人,她以调理身体为主,首要的问题是便秘。

"朱医生,我现在每天都要吃1种药片,不吃就不能自然排便,5天也不会有大便,但是吃了药片第2天就有了。"病人说。

"那你吃的是哪种药呢?什么成分?"我问。

"这个我不知道呀!是朋友介绍我吃的,我说我大便不好,他就介绍我吃,我就到网上去买了,吃到现在1年多了,效果是蛮好,就是药不能停,一停大便就停。"病人说。

"你连成分都不知道就敢往嘴里塞?"我挺惊讶的,也挺佩服病人的"无知者无畏"。"你把网上的链接给我看看。"

病人打开手机给我看了药片的图片,沉默片刻后我说:"这是外国进口的药,药瓶上一个中文也没有,英文你又看不懂,这是含芦荟成分的药片,你最好早点停止服用这种药片,不然你的便秘可能永远也看不好了!"

"朱医生,不会吧,这个药效果很好的!"病人也很惊讶。

"坏就坏在效果太好!"我说。

通便灵药

我在门诊时经常会有一些老人来要求配药,指名就是"某荟丸",说是用来通便,这是一味含有芦荟的药品。每次我都得苦口婆心地耐心劝解老人不要太依赖这个"某荟丸",原因是初服此药通便效果很好,但是日子一久效果就会变差,而且还会出现除了此药其他药物都会无效的情况,变得无药可用,最终造成开塞露伴随余生。其实这种情况是完全可以避免的。

世人都喜欢立竿见影的药物,能马上解决问题的就是良药,岂知慢性便秘非一天形成,怎么可能用快药在短期内解决长期的问题? 慢性便秘是一个长期的疾病,通便药在治疗初期是临时开辟战场的急先锋,而真正建功立业的是针对病因的正规部队。急先锋是芦荟、番泻叶之类的快速通便药,而滋补润肠的药物才是最终能解决问题的正规部队。但是由于芦荟的药效快捷,大家就以为它是可以长期服用的治疗便秘的灵药,最终造成了药物依赖,不用芦荟就便秘,便秘并没有真正意义上得到解决。我同样遇到过长期依赖番泻叶通便的病人。

这些真是通便的灵药吗?

芦荟　性味苦寒,能泄下通便,清肝火,但药性太过寒凉,脾胃虚弱的人不能长期服用,并且过量服用会造成严重腹痛,甚至肾炎。

我祖父在治疗内火很重的患儿大便如羊屎时会极少量使用,每次也仅用 0.5～1 克,通便后即换方治病求本。所以关于芦荟的用法我还是儿时询问祖父得知的,只可暂用,不可久服。

番泻叶　以前作为肠镜肠道准备的通便药,其通便效果可以说手到擒来,但是它的药性也较为苦寒,服用过量也会引起腹痛,并非治疗慢性便秘的良药。

中医小知识总结

虽然我无法知道进口芦荟片中芦荟的具体含量有多少,但是有一点是肯定的,只要它能药到病除,那必然主要是依靠芦荟的药效,所以病人在获得芦荟通便效果的同时需要承担它带来的副作用。这其实是一种饮鸩止渴的做法,大家不可不察。

"某荟丸"的说明书上注意事项多达 12 项,而且每一项都很严重,所以建议老年人不要把它当通便药来用啊!

同样的情况还有小红丸,日本的小红丸可能是依靠番泻叶来通便的,所以副作用一个也"逃不掉",女同志依赖这个的比较多,千万要注意。

这里特别要提醒一下老年人,因为老年人的肠道功能退化,较多会出现便秘的情况,很多老人一旦依赖了芦荟和番泻叶,长期服用苦寒药,对身体会造成很大的伤害。

祖国医学博大精深,小小便秘哪有看不好的道理,只要听从医生的医嘱,慢性便秘是能痊愈的,但是千万不能一味求快!

48. 中药吃多了会伤胃、伤肝、伤肾吗

"朱医生,我头痛吃了1个多月中药了怎么还没好?"病人问。

"……"我沉默而仔细地看着屏幕上的处方。

"朱医生,你不是说头痛80%都能看好的,我是朋友介绍专门来找你看头痛的,我头痛20年了,你是不是太忙了,没用心呀!"病人很不满意。

"……"我仍沉默着考虑如何措辞。

"朱医生,难道我的病没有救了? 看不好了?"病人开始疑神疑鬼了。

"没有说看不好,只是我在思考为什么我开了2周的药,但是你却是1个半月后才来复诊的?"我笑着说,"你和我说说14帖中药怎么能吃45天?"

"我一帖要吃2天的呀!"病人理直气壮的。

"为什么呢?"我问。

"他们都说的呀,中药不能吃太多,吃得多肝肾会出问题的,胃也会不好的,所以我一帖药分2天吃。"病人解释道。

"哦! 是这样呀! 难怪你的头痛治不好,是你自作主张的结果。"我说。

为何中药不起效

常言说"病来如山倒，病去如抽丝"，大家都认为病来得快，而去得慢，其实并非如此。疾病是有规律可循的，一般来说，轻者外感病如伤风、感冒等来得快，治疗得当也去得快，因为人体本身没有太大的问题，所以疾病如过客来也匆匆去也匆匆。但20年的头痛却不是如此，此为内伤病，所谓内伤，简单来说就是人体本身出了问题，长时间的阴阳气血不平衡造成的疾病，既然是长时间造成的，那疾病就不可能瞬间治愈，必然是有一个较长的过程的。

这里我纠正大家一个误区，多数人认为中医是慢郎中，中药得吃3个月才能起效，这是不对的。除了极个别的情况，大部分疾病服用中药2周基本会有转好的苗头，如果服1个月无效则肯定辨证不准，需要重新思考开方用药。如果服用3个月病才能有起色，那么很多病其实自己养都养好了。

此人是疑难杂症，20多年来多处寻医，中医西医都看了，没有很好的效果，现在已经发展成几乎天天发作，发作时丧失劳动能力。头痛20多年已成痼疾，所以一开始我就用重药医治，因为一部分治疗头痛的药比较峻猛，所以配伍了护胃及减轻副作用的药品。按常理头痛应该有所缓解，但病人自己擅自将每天的药量减半，导致无效。

1天的药量分成2天喝，如同1天的饭菜分成2天吃，不饿肚子才怪呢！

不可思议的停药理由

民间盛传"中药不能天天吃，吃多了伤胃、伤肝、伤肾，吃3个月要停3个月"，真不知道该怎么和病人解释这个问题。我只用3个事实来说明这个问题。

第一，如果中药对胃、肝、肾有严重的损伤，那所有的中医医院应该不设立消化科、肝病科、肾病科，因为按此说法这几个科室是不能吃中药的，您说可能吗？

第二，大病医保规定肿瘤病人的中药服用时间是5年，如果中药对人体有害，那么时间怎么会那么久呢？

第三，我家祖传医治小儿哮喘，如果要根治一般需服药3年以上，而且都是小孩,如果中药对胃、肝、肾有影响,不能长期服药,那么永远也不会有哮喘治愈的情况发生了。

事物都有两面性

当然不可否认中药的确会导致一些病人出现不适,这和病人本身的疾病、体质、过敏与否、开方的医生用药是否得当都有关系。所以可能是个别的现象导致了民间流传这样的说法。不过西药也会有副作用,比如阿司匹林造成的消化道出血,他汀类造成的肝功能损伤及肌肉疼痛,降压药造成的咳嗽、脚肿。其实只要科学地面对,这些副作用都是可以解决的,治病可不能因噎废食呀!

中医小知识总结

我发现门诊有病人将1帖药分2天甚至3天喝,治疗无效又来向医生讨说法,只字不提自己克扣药量的做法,这样做害人害己。

国家医保都规定肿瘤病人在大病医保的政策下可服用5年的中药,难道民间的说法比国家的政策还要靠谱?

慢性病本来就需要长期服用中药,何况是肿瘤病人?中医治疗慢性胃病是最有优势的,竟然说中药伤胃。西医对于慢性肝病的治疗手段比较匮乏,肾病更不用多说了,中医提供了可靠的解决方案难道不用吗?

看病要相信医生,如果不信还不如不看。

最后提一句,久病成良医是指久病自己学习医学后成为良医,不是病生得久了就会自动获得正确的医学知识。

我希望大家能遵守医嘱,早日痊愈康复,就不用再每天麻烦地喝中药了!

49. "齿痕舌"就是"脾虚湿重"吗

"朱医生,你看呀!我每天照镜子看自己的舌苔,我齿痕非常重,朱医生,你给我多加点利湿的中药,让我祛祛湿气。芡实、米仁、赤小豆什么的多加点!"病人说。

"哦?你是气阴两虚,气血都不足,你还要加祛湿利水的药,你不怕你自己的病越治越重吗?"我问道。

"但是你看呀……朱医生!"病人一边说一边努力地伸长舌头到我面前,因为舌头伸得过长而口齿不清,"……你看呀……这里、那里都是齿痕,网上说的,齿痕多就是湿气重!"

"你自己牙齿不太整齐你以前没注意到吗?"我问,"脾虚湿困不是简单地看看舌头就能够判断的。"

"那这么说我湿气不重?"病人还在质疑中。

"非但不重,你还需要养阴生津。"我说。

望而知之谓之神

"望而知之谓之神",这是中医治病的最高境界。望诊在中医诊断中有着举足轻重的地位,与老百姓熟知的"看舌苔"不同,望诊其实包含了诸多内容,比如望神、望面色、望形态、望五官九窍、望皮肤等,而望舌最为大家所熟悉。

别看短短几秒看舌苔,其实要观察的东西还真不少。这位病人天天盯着自己舌头边缘的齿痕看,其实她只看到了很局限的一部分。望舌需要看5个部分,舌神、舌色、舌形、舌态,而齿痕是望舌形的其中一个部分,判断一个病人的整体情况需要结合望、闻、问、切4个方面,望舌只是望诊中的一部分,而舌形又是望舌中的一小部分,这位病人全部的注意力只集中在有没有齿痕一点上,犹如管中窥豹,肯定是片面不完整的。

齿痕≠湿气重

齿痕是指舌头边缘见到牙齿的痕迹,中医称为"齿痕舌"或"齿印舌",临床上因各种病因造成舌体胖大而受牙齿边缘挤压所形成,一般情况下与"胖大舌"同时出现。

胖大舌是指什么呢? 胖大舌是指比正常舌头要大,以伸舌满口为特点。

因此,如果判断病人脾虚痰湿,那胖大舌和齿痕舌应该同时存在。因为有些人的牙齿不整齐造成压迫舌头边缘出现齿痕,这种齿痕舌是正常情况,不是病态的。还有一部分人天生就是齿痕舌,那么看到齿痕也不是病态的。同样的道理,天生的"地图舌"也是正常的,并无病理意义。

门诊这位病人舌体很瘦小,因为她牙齿不整齐而造成了齿痕,这与脾虚痰湿并没有关系,反而是阴虚的表现。所以病人对自己的判断大部分情况下是片面的,不准确的。

中医小知识总结

舌苔望诊学问很多,并非一见齿痕就湿重!

病人不用天天对着镜子照舌苔,1个人的舌苔是不具有代表性的,医生1个月要看成百上千个舌苔,1年要看成千上万个舌苔,谁的判断更准些,不言而喻。

这个比较典型的齿痕舌案例供大家参考一下。千万记住,除了齿痕舌,如果病人还有其他脾虚的症状,综合在一起才能准确地判断"湿气重"哦!

第四章

中医养生误区

50. 吃得越多，身体越好吗

养生潮日渐红火，但是大家真的都补对了吗？身体真的都养好了吗？在我看来真的不尽然。由于我们门诊时间紧，往往没有足够的时间把一些养生的常识和病人说清说透，因此我想将一些大家认为是理所当然的，但却是"完全错误"的观点纠正一下，让大家能真正地养好身体，恢复健康。

中医门诊实录

"医生，我中药吃到现在了，怎么舌苔还是又厚又腻，肚子胀气，胃口不好，胃也不舒服，大便次数又多，大便还稀，你开的中药能调理好吗？听说吃中药会把胃口吃倒掉的，医生你说会不会？"一位60岁的老阿姨忧心忡忡地对我说。

我笑着说："你先别急，我先看一下你原来吃的药方。"

我从电脑里打开药方上看下看，左看右看，不应该呀，这个健脾开胃的方子是改善病人胃口的，怎么病人的情况却越来越糟糕了？忽然我想起幼年跟随祖父行医时曾遇到的一例病人，情况和这位病人很是相似，于是我开始询问起病人一天的具体饮食内容。

这位病人一天饮食内容是这样的：7:00早餐-杂粮粥1碗，鸭蛋1个、9:00 -喝中药、10:00 - 1根香蕉、12:00午餐-正常饭菜、14:00 -

1个苹果、15:00-喝中药、18:00-晚餐-正常饭菜、20:00-1个猕猴桃，还不定时地穿插吃红薯、芋艿。

我问完之后对病人说，今天的药方我一个药也不改动，但是你要按照我说的做，2周以后你再来复诊。阿姨狐疑地走了，嘴里嘟囔着："到底行不行啊？"

2周后阿姨推门进来，一看气色就好了很多，她面带笑容地感谢我，说："医生，你神了，按照你说的现在舌苔也不难受了，肚子也不胀了，大便也1天1次了，都好转了。不过医生你告诉我这到底是什么道理呀？"

其实这位阿姨的情况很简单，就是吃得太多了。我举一个最简单的例子来说明一下。

我们把胃肠道比作一个"人"，把一日三餐比作"一天8小时日常工作"。2周前阿姨除了一日三餐外增加了3次水果，2顿中药以及很多红薯、芋艿。那么情况就变成了一个"人"除了"8小时日常工作"外增加了"8小时的加班"，你说一个人1天工作16个小时哪里能受得了呀？现实生活中，人在无法完成工作的情况下要么拼命干，最后累死，要么马虎了事。同样胃肠道也是如此，吃得太多之后要么消化不了堆在肚子里，所以病人会出现肚子胀、胃痛；要么马虎了事不消化食物了，直接排出体外，所以病人会出现大便次数多、大便稀的情况。胃肠道功能紊乱了，就会造成舌苔厚腻等症状。

我在没有改动中药的情况下让这位阿姨把红薯和芋艿停掉，水果减少到1天1种，1种1个的量，比如今天吃了1个猕猴桃，那么这一天就不要再吃别的水果了。同时我嘱咐她把喝中药的时间调整到早餐及晚餐后20分钟，这样可以尽量减少胃肠道的多次工作，使胃肠道得到充分的休息。胃肠道休息好了，功能恢复了，各种不舒服的症状自然而然就没有了。

中医小知识总结

　　养生不仅仅是教您吃什么来补身体,而是运用传统中医的理论结合现代医学,科学地、合理地进行养生。很多情况下少吃、不吃才是养生的正确方法,大家千万不要生搬硬套,要结合自己本身的具体情况来判断。同样,医生也需要关心病人的生活习惯,以排除可能影响到医疗的因素,就如同祖父告诉我的那样,有时候治病不是开个药方就好了,纠正错误的养生方式也是医生的责任。

51. 热性的与凉性的,中和一下就好了吗

最近我有一位朋友得了肿瘤,由于发现得早手术很顺利,但是肿瘤的恶性程度比较高,需要在手术以后进行化疗和放疗。因为她认识我这个肿瘤科医生,所以联系得很频繁。就在我和她的交流中,我发现了她有很多医学认识上的误区,我觉得不仅仅是我的朋友,身边肯定很多病人都会犯一样的错误,所以我就挑一件比较有代表性的事情来说一说。

我朋友最近问我最多的问题就是这个能吃吗? 那个能吃吗? 我说:"你这么馋呀? 什么都想吃?"她不好意思地回答我:"馋是一部分原因,还有一部分原因的确是化疗后反而胃口特别好。"其实化疗的病人并非全都是整天没有食欲,呕吐难受的,根据化疗方案的不同,会有一部分化疗病人食欲增加,胃口特别好,我的朋友就属于这种情况。通常情况下,我都鼓励她在没有明确禁忌的情况下,想吃什么就吃什么,情绪愉悦也是抗肿瘤治疗的一部分。但是事情往往不能过头,一过头就会出问题。

中医生活实录

"朱医生,我脸上发痘痘了,鼻子尖上还发了一个很大的。我瞒着你去吃四川火锅了,第二天痘痘就发出来了。我没办法了,就吃了很多百合,喝了很多野菊花茶,我想清清火的,没想到痘痘没有下去,现在又拉肚子了。过两天我就要去化疗了,怎么办呀?"

"谁教你吃了火锅,再用百合和菊花去火的?"我问道。

> "他们都是这样讲的呀，身体太热了就吃点凉的东西中和一下不就平衡了吗？你们中医不都是这样说的吗？"我朋友委屈地说道。

听朋友这么说，我真的觉得中医的很多道理在大家的心目中是处于一知半解的状态，知其然而不知其所以然，往往会引起很多麻烦。首先，百合和野菊花是清火的药物没错，但是百合入肺，野菊花入肝，同样都是清火的药物，对于身体的不同部位、作用强度是不一样的。辛辣油腻的食物吃多了会造成胃热，胃热靠百合、野菊花来解本来就效果不好，加上吃得太多，脾胃本来虚弱偏于虚寒的人反而会出现腹泻。中医可不是简单地想把热水变温水，就直接往热水里倒冷水这么简单，药物在人体中归属各不相同，每种药物的禁忌又各不相同，所以大家在给自己"开药方"的时候真的要慎之又慎，不然轻则身体不适，重则还会耽误治疗。

如果是普通人这样做一般也没有大问题，但是我的朋友正在做化疗，虽然她胃口好，但不代表脾胃功能就好，与她自己想象的相反，她的脾胃其实处于虚弱的状态，胃口好是化疗前用的激素造成的假象。所幸我的朋友没有一错到底，在吃了我开的药方后很快恢复了，赶上了化疗时间。所以尽量不要自己给自己开药方，耽误了自己的病情可真不是小事。

52. 拔火罐颜色深，就是湿气重吗

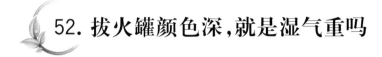

　　我观察这位体重不满100斤（50千克）的病人，综合舌苔、脉象，她哪里有湿气呀？弄得我哭笑不得，但是我再仔细想一下，这个错误的观念可能是社会上大多数人的看法。我在这里要和大家详细解释一下。

　　中医认为外界的致病因素侵犯人体会导致生病，主要有六种外邪，它们分别是"风、寒、暑、湿、燥、火"。自然界有正常的气候变化，正常的"风、寒、暑、湿、燥、火"称为"六气"，它们并不会致病，只有这些正常的六气太过剧烈了才会造成人体生病，这时候就不称为"六气"，而是称作"六淫"。比如说春暖花开的时候，春风拂面，这时候的"风"是自然界的正常气候，它不会致病，但是在三九严寒的冬天，如果人在室外风中站立太久就会感冒生病，我们平常所说的"伤风"，就属于这种情况。同样，在炎热的夏日，我们避暑得当就不会有问题，但是如果没有保护好自己，感受了太多的"暑气"，体质不好的人就会"中暑"生病了。

　　我们再说湿气的问题,一般来说长期工作或生活在潮湿的环境中容易被"湿气"侵犯,还有一种情况是人体的各种因素造成体内产生"内湿",但无论是哪种情况的湿气,都不能和拔火罐出现的红色印记直接挂钩。因为造成火罐红色印记的原因是"寒",寒气造成人体局部的气血运行不畅,火罐在借助火的力量祛寒气外出时会使身上出现红色或紫色的印记。

　　那为什么会有拔火罐祛湿气的说法呢? 我猜想可能是这样的。由于火罐治疗最多的疾病是"痹证"(痹证可以简单地理解为全身关节活动不利及疼痛为主的一类疾病),痹证是由"风、寒、湿"三个病邪合在一起致病的,而火罐主要针对的是"寒邪"。而后来大家可能是理解错误或者是误传,造成现在火罐被称为"祛湿神器"了。

中医小知识总结

　　拔火罐并不能祛湿,火罐拔出后的部位颜色深也不是湿气重的标志,而是寒气重和瘀血重的表现。大家可千万不要错误地理解,"指挥"医生开药哦!

53. 杂粮真的是养生佳品吗

我曾经到社区的老年大学进行中医科普讲座，讲座的内容是关于肺癌的发生与预防，其中对于肺部有问题的人我提出了"尽量不要长期、大量地吃杂粮"的观点，没料到却遭到了大批学员的反对，一时间举手提问的人此起彼伏。阿姨妈妈、叔叔伯伯都义正词严地告诉我，都说吃杂粮好，朱医生你怎么连这个道理都讲错了？我摇头苦笑，不得不中断原来的讲课内容，把为什么我会提出这个观点向学员们解释清楚。当我解释完以后，大家才恍然大悟，原来杂粮多吃是有害的呀！

中医认为人体是一个有机的整体，每个脏腑之间都有着联系，一个人生病不单单是某一个脏腑出现了问题，常常是好几个脏腑都出现了故障，只不过在一个脏腑表现出来而已。脾胃是后天之本，是人自呱呱坠地后确保健康成长的重要脏腑。简单来说，吃进去的食物通过脾胃的消化才能被人体运用，人才能长大、长高，脾胃功能好，人的气血阴阳就平衡，就不容易生病。所以脾胃的健康是老年人身体健康的关键因素之一。

老年人整体的身体功能已经下降，无法胜任工作生产的要求，所以60岁以后就退休了。退休后身体和脑力得到了放松，但是脾胃却遭到了更为严重的"超负荷劳动"，老年人为了能延年益寿大量地进行"食补"，除了一日三餐、杂粮粥、水果、各类保健品统统一股脑地往肚子里塞，已经退休的脾胃只能加班加点、没日没夜地工作来处理这些比退休前更多的食物，而且杂粮都是不容易消化的粮食，你说脾胃能受得了吗？不出问题才怪呢！

人的脾胃是"大地"，肺是一棵"大树"，大地可以滋养大树，大地的泥土肥沃,大树就能长得茂盛,如果大地贫瘠,那这棵大树很快就会枯萎。长期大量地进食杂粮把脾胃搞坏了,大地贫瘠了,那么出现肺小结节、肺磨玻璃结节、肺慢性炎症、肺气肿等情况就是顺理成章的事情了。一边在治疗肺部的问题,一边还在吃着杂粮继续损害脾胃,你说这病能治好吗?

　　根据中医的养身原则,老年人进食需要少而精,这样才能延年益寿,享受健康快乐的退休生活。

54. 水果真的是养生佳品吗

秋天天气逐渐转凉,相对于夏天来说胃部不适的病人在门诊明显增加,是因为天气的缘故吗?在我看来这与天气固然有关,但是可能有一个更大的原因被大家忽视了。

我先来说一个病例:男,72 岁,主诉胃胀,感觉不消化,刚做的胃镜提示胃内有大量食物未排空。人体型适中,舌脉无殊,遂询问其饮食习惯。病人 1 天只吃两顿饭,中午饭是不吃的,但是每天吃 5 种水果,喝 2 杯酸奶,还吃各类坚果、杂粮等。我笑着说这个病很容易治好,只要你听我的话。我的方法很简单,我嘱咐病人每天好好吃三顿饭,除了三顿饭之外,任何食物都不能吃,包括水果、酸奶在内。病人非常不理解,他认为 1 天只吃三顿饭营养是不够的,我说那么我们以结果来看疗效。随后我开具了 2 周调理脾胃的中药,嘱咐病人回家好好养病。

2 周后,病人来医院复诊,果不其然,胃胀没有了,他虽然十分高兴,但是却要求马上开放我给他定的忌口规矩,他说人不吃水果不行。我说你的体质还真不能过量地吃水果,不是不让你吃,而是让你吃了才是害了你。病人非常不理解,我正好乘着这个机会说一说"水果那些事"。

关于水果与中医,网络上最流行的就是《黄帝内经》中的一句话:"五谷为养,五果为助,五畜为益,五菜为充。"这一句话成了中医支持"水果养生"的重要依据。但是很可惜的是,这句话是赤裸裸的"断章取义",偷换概念!

我估计没有多少人见过原文是怎样写的,此句出自《黄帝内经·素问·藏气法时论》,原文如下:"肝色青,宜食甘,粳米牛肉枣葵皆甘。心色赤,宜食酸,小豆犬肉李韭皆酸。肺色白,宜食苦,麦羊肉杏薤皆苦。脾色黄,宜食咸,大豆豕肉栗藿皆咸。肾色黑,宜食辛,黄黍鸡肉桃葱皆辛。辛散,酸收,甘缓,苦坚,咸软。毒药攻邪,五谷为养,五果为助,五畜为益,五菜为充,气味合而服之,以补精益气。此五者,有辛酸甘苦咸,各有所利,或散或收,或缓或急,或坚或软,四时五脏,病随五味所宜也。"大家是不是看不懂? 看不懂不要紧,我用白话讲解一下。

这段文字分别列举了五脏如果出现问题,在饮食上应通过食用什么食物来调理。比如养肝吃甜的,养肺吃白色的食物,因为一共讲了 5 个脏器,分别是肝、心、脾、肺、肾,所以之后的论述都是顺着"五"这个数字,"五"指的是"五脏",并不是指"5 种水果"。同样,我强调一下"五谷为养",也不是说《黄帝内经》要大家天天吃"五谷杂粮",不要被误导了。这段文字强调的是让人根据季节、天气选择进食相应的食物来养生,而不是一股脑地将五类食物都一起吃。

上文提到的这位病人,脾胃被他过量地食用生冷不易消化的食物搞坏了,胃的蠕动能力彻底瘫痪了,所以造成做胃镜时胃里的隔夜食物还没有排空。他非但不减少进食,反而吃更多的食物来补充营养,希望可以治好胃病,这不是南辕北辙吗? 我让他正常一日三餐,胃肠道得到正常的休息时间,获得了正常的生物钟,配合中药的调理,胃肠道功能自然而然地就能恢复了。但是一旦病人恢复到原来 1 天 5 种水果的饮食习惯,那么胃病很快就会死灰复燃。这是我不能给病人开放忌口的原因。

我希望大家能通过这个病例了解到,水果并非养生极品,中医更没有 1 天吃 5 种水果的说法。如果是脾胃功能虚弱、脾胃虚寒的人群反而要少吃水果,尽量吃温热的、易于消化的食物才是上策。

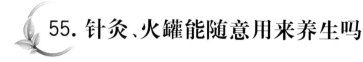

55. 针灸、火罐能随意用来养生吗

一位女病人颈椎肩部酸痛 2 个月,基本上每周至少刮痧 1 次,人说话声音很轻,有气无力,大热天还披着外套,说吹不得风,怕冷得很。

我问她是不是刮痧后当天感觉很好,第二天就又不行了?她频频点头说对。

我告诉她,刮痧只适合体质强壮的人,而且不能多用,多用后强壮的人也会体质变差,更何况你这样的"病夫",以后不要去刮痧了,至少你现在这样的体质不适合。

在这个提倡"排毒"的年代,把中医本来是用来祛病的方法现在却用来保健,想想我都头痛。

什么是针灸

大家都知道针灸,但是真正意义上了解针灸的人并不多。首先要搞清楚,针灸是由"针法"和"灸法"两部分组成的。通俗地讲,针法就是把细针插入人体穴位来治病,所以又称为"针刺"。灸法是通过艾条或艾草的燃烧,对人体相应的穴位进行熏熨或温灼来治疗疾病,所以又称为"艾灸"。

针法主要用到的是毫针,因为普通人没有经过专业训练根本不敢自已往身上扎针,所以我这里不做展开,我重点说"灸法",因为这个中医治疗方法简便易学,社会上特别是一些养生机构运用得很多。但是,真正的灸法并不是拿一根艾条在不舒服的地方灸一灸就好了,这里面有很多讲究的地方。

灸法正源

自古以来中医治病有个规律,治病的方法是由轻到重的。一般疾病用汤药,如果汤药效果不佳或者药力不够,那就配合上针刺治疗。如果疾病很重,汤药和针刺都不能取得很好的疗效的话,那么灸法作为治疗作用较强的治疗方法就要"闪亮登场"了。

与大家理解的不同,从治疗的效力来说汤药=针刺,但是灸法要远远大于前两者,因此《医学入门》中有这样的描述:"药之不及,针之不到,必须灸之。"说的就是这个道理。

灸法的种类非常多,最主要的是直接灸、间接灸和艾卷灸三大类。

直接灸,顾名思义就是将艾炷直接放置于皮肤上施灸。与大家电视里看到的不同,根据不同的部位,艾炷的大小是不同的。例如:成年人用的艾炷如同莲子大小,如果是灸儿童或者成年人的四肢,那艾炷就略小一些,而灸头面部的艾炷如同麦粒样大小。因为是将艾炷直接放置于皮肤上,因此根据治疗时间和程度的不同又分为留下疤痕的疤痕灸和不留疤痕的无疤痕灸。

疤痕灸:又名化脓灸,此法会留有终身的疤痕,但是疗效显著,对于慢性疾病比如哮喘、慢性支气管炎等比较适合。具体做法是在相应穴位涂上大蒜汁增加黏附和刺激作用,将艾炷放置在穴位上,点燃艾炷后必须让艾炷燃尽,然后除去灰烬后放上艾炷再点燃,具体需要根据病情决定灸几壮(燃一个艾炷为一壮)。正常情况下,7天左右灸过的部位会出现灸疮,5～6周后灸疮会自行痊愈,但是会留下疤痕,不建议在暴露部位施灸,会影响美观。根据现代科学研究,疤痕灸是利用局部的化脓炎性反应调动全身免疫力的方法。

无疤痕灸：此法虽然也是直接灸，但是不会留有疤痕。做法和前者类似，不过差别在于不用等到艾炷燃尽，一般烧到 1/4 的时候就熄灭，更换艾炷再灸。以皮肤发红但是不起疱为宜，一般用于寒性疾病。

直接灸对于医疗技术和医生的要求很高，没有经过多年的临床训练很难掌握，所以我们一般多见的是间接灸。

间接灸：又称为隔物灸，其方法就用药物将穴位与艾炷隔开，常用的药物是姜片、蒜片、盐、附子饼（中药材"附子"研磨成粉末，用酒调和成 3 厘米大小，1 厘米厚薄的饼状物）。从这些药物可以看出，隔物灸用的药材都是热性的药材，所以治疗的疾病都是寒性的和阳虚的疾病。这些方法治疗热性的疾病是不适合的。

最后我来说说重中之重的艾条灸。老百姓现在自己做艾灸用得最多的也是艾条灸。那么艾条灸是什么病都能治疗吗？艾条灸到底有什么讲究呢？

艾条灸是用纯净的艾条与细草纸卷成的艾卷，将一端点燃放置在相应的穴位处，距离皮肤 2～3 厘米处进行熏烤，使病人有热感但无痛感为宜，一般灸 5～7 分钟，以皮肤红晕为适宜，不可再灸。

灸法能治疗什么疾病呢？

第一，运用灸法能温通经络、祛除寒邪的特点，可以治疗寒邪所致的疾病。

第二，利用灸法的火热性质，运用适合的手法可以达到补阳气的作用。对于阳气不足的疾病，特别是慢性疾病比如：多年的慢性腹泻、阳痿、遗尿等都有很好的疗效。

第三，因为灸法相较于汤药来说作用更强，而且针对病位集中，因此对于慢性病有很好的疗效，特别是寒性的疼痛，那是"三只手指拿田螺——十拿九稳"，哪里痛灸哪里效果也很好。

说了这么多好处，难道灸法一点禁忌都没有，包治百病吗？当然不是，灸法是有禁忌的。

首先，有湿热的人群不适合做灸法，大家往往被忽悠说做艾灸可以祛湿,这里我要强调一下,如果你的湿证是由于脾胃虚弱造成的,那么用灸法来强壮脾胃功能,等到脾胃功能恢复了就可以使湿气排出体外了,这种情况是可以用灸法的。但是现代人营养条件这么好,辛辣刺激的食物又吃得过多,有几个人会脾胃虚弱呢? 大部分人都是脾胃湿热,脾胃湿热用灸法无异于火上浇油,只会使症状越来越重。

我的病人时不时地会被养生馆说动去做艾灸"祛湿",我每次都要苦口婆心地规劝,病人还不一定听我的。我这里给大家讲一个小窍门,如果你的舌苔呈薄薄的雪白,那你可以去做艾灸,如果是很厚腻的雪白、舌苔黄色甚至于黄中带黑,那您千万别去艾灸!

其次,实热证不能艾灸,比如感冒发热,喉咙痛,急性胃肠炎的发热,尿路感染的发热等,有许多应对方法,艾灸无疑是最不适合的。

还有一种情况,特别瘦、嘴巴很干,尤其是有糖尿病的病人最好不要艾灸,一方面艾灸的火热与糖尿病本身的阴虚内热会叠加,造成热邪进一步加重;另一方面如果不小心皮肤烫伤,糖尿病病人的伤口可比正常人的伤口难愈合,万一烫伤的位置正好在不容易愈合的部位,那可就不妙了。

艾灸是一种疗效很强的中医治疗手段,用来治疗疾病非常适合,但若是用来保健则需要三思而行,如果没有经验丰富的针灸医生指导,普通人很难做到合理的、适度的、准确的手法和强度。特别是热性体质的人,如果有人推荐您做"艾灸"的时候,您可要想一想您到底是不是适合哦!

按: 本人非针灸专业医生,所述观点来自中医教材《针灸学》、明代医籍《针灸大成》《针灸聚英》以及本人的临床经验。如有错漏,敬请指正!

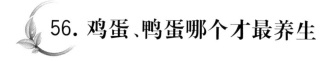

56. 鸡蛋、鸭蛋哪个才最养生

"朱医生，你帮我老公看看呀，他做好手术都1年了，体重一直没涨，这几个月还跌了2斤（1千克）。我叫他吃呀，他说吃了胃难受，吃不下。真是急死人了。"一位老阿姨拖着她患肠癌的老公来我这里看病。

我说："阿姨你先不要急，我先看看病人的情况。"

我问了病人，看了舌苔，搭了脉，笑着对阿姨说："你放心，我帮你老公想办法治好，但是你需要配合我做一件事。"

阿姨满口答应："朱医生，你只要能让他长肉，不要说一件，十件事情我都答应你！"

我说："好的，我们2周后见分晓。"

随后我开了药方给病人，并且叮嘱阿姨一定要做到"一件事情"，阿姨起先很疑惑，不肯做，直到我和她约定如果没有效果我来负责之后她才将信将疑地走了。

2周后阿姨开开心心地来了，她说病人体重涨了1斤（0.5千克），胃口明显好转了，她对治疗效果很满意。虽然阿姨之后也没有说，但是我知道我让阿姨一定要做到的"一件事情"她肯定照做了。我让阿姨做的"一件事情"其实很简单，那就是"不要每天都给病人吃鸭蛋"。很多读者要问这是为什么呢？不是说肿瘤病人不能吃鸡和鸡蛋吗？要吃鸭蛋的呀。其实这个说法是不正确的。

这位病人舌苔白腻,人怕冷,不喜欢吃冷的食物或喝冷水,这种病人属于脾胃虚寒。不管病人是肠癌病人也好,是肺癌病人也罢,中医看病不是根据"西医诊断"来治疗的,而是根据病人的阴阳气血来判断的。这位病人体质偏寒,所以要用温热的药方来治疗效果才好,而且同时要让病人停止食用凉性的食品,以免影响治疗。鸭蛋和鸡蛋最大的区别就是鸭蛋是偏凉性的,虽然很多人认为肿瘤是热性的,应该吃凉性的食物,对于鸡蛋大家都避之不及,对鸭蛋亲爱有加,但事实上这个说法是不正确的。

这位病人因为长期每天食用鸭蛋,造成他本来就很差的脾胃功能被"雪上加霜"了,所以他消化不良,胃口不佳。其实人体的脾胃喜欢温热,因此民间才有"暖胃"一说,这个病人服用温热脾胃的药方,配合不再每天吃鸭蛋后,疗效立竿见影。

根据《本草纲目》的记载,同样是鸡与鸭,篇幅差距如同云泥之别。李时珍对于鸡的记载十分细致,除了我们熟悉的中药"鸡内金",甚至于鸡冠、鸡血、鸡肠都一一记载,而对于鸭的记载寥寥数笔,从一个侧面可见古人对于鸡的食用及药用经验比鸭要丰富得多。

根据《本草纲目》记载鸡蛋的性味是:鸡卵,甘,平,无毒;鸡卵白,甘、微寒,无毒;鸡卵黄,甘,温,无毒。可见性味平和无毒是鸡蛋的主要特征。

而鸭蛋的记载为:鸭卵,甘、咸,微寒,无毒。之后笔墨不多,也未提及蛋白及蛋黄的性味,可见鸭蛋偏寒是有证可考的。

蛋类是补充蛋白质的优秀食品之一,相对于鸭蛋,人们经常吃的是鸡蛋,但是因为上海地区流行"肿瘤病人千万不能吃鸡"的说法,因此鸡蛋也一起被"打入了冷宫"。事实上,按照科学理论是没有这种说法的,而且从中医的角度来看,鸡蛋属于"性平",既不热也不凉,所以长期吃不会对脾胃造成影响。肿瘤病人是完全可以吃鸡蛋的。与大家想象的不同,如果脾胃比较虚弱,长期食用鸭蛋反而会造成不良影响。

流行的说法不一定是正确的说法,病人总是希望能得到最好的治疗、最好的养生方法,我希望大家能少走弯路,早日康复!

57. 关于骆驼奶，中医是这样说的

当今社会发展日新月异，保健品市场也是新品不断，创意无穷。面对如此丰富的保健品种类，别说普通老百姓，就算是医生有时也无所适从。大学里没有一门课程叫"保健品学"，所以对于保健品的认识实际上医生与老百姓基本属于同一个级别，都需要从零开始学习。

比方说，近两年突然出现的"骆驼奶"就是典型的例子。病人到底能不能喝骆驼奶来保健？门诊询问的人络绎不绝，对于答案我却心里没底，于是我对骆驼奶做了一次小调查。

首先，目前对于骆驼奶的研究还处于一个比较新的水平。根据中国知网的论文检索，关于骆驼奶的研究论文集中在近 10 年，涉及的内容主要集中在营养价值，糖尿病、胃肠道疾病的研究，不过也以实验室研究为主，人体临床研究不多。最早的论文见于 1983 年，仅 1 篇，并且是转载当时苏联的文献，原文仅 500 字左右，提供的营养价值信息与今时今日并无太大区别。特别指出，经查阅，与骆驼奶相关的中医研究是空白，没有查到任何文献资料。

其次，从传统中医角度来审视骆驼奶的养生保健作用，相关的记载非常稀少。按理说，早在唐代的丝绸之路商贸通行开始，骆驼对于中原来说也是司空见惯的牲畜，如果有药用价值应该很早就有记载。我翻阅了大量的本草古籍，对于牛奶、羊奶的记载颇多，但是对于骆驼奶却少之又少。

历代医家对于骆乳的药用价值记载稀少，我只找到《饮膳正要》与《本草纲目》有涉及，《本草纲目》是引用《饮膳正要》的记载，所以其实两本书的记载基本相同。但两本书对于骆驼奶药性的记载，前后却不一致，《饮膳正要》记载药性为"温"，而《本草纲目》记载却是"冷"。为何关于骆驼奶的本草记载如此稀少？为何《饮膳正要》却有记载？为何《饮膳正要》与《本草纲目》记载有出入？我推测可能是因为《饮膳正要》的作者非中原地区人士。

忽思慧，一译和斯辉。蒙古族（一说元代回回人）。于元仁宗延祐年间（1314—1320年）被选充饮膳太医一职，至元文宗天历三年（1330年）编撰成《饮膳正要》一书。

蒙古人的体质与中原人的体质差异可能造成了对骆驼奶的服用效果不同。

不过大量的本草书籍却反复提及当时有用骆驼的胆结石"骆驼黄"冒充"牛黄"的情况，因为骆驼黄容易获得，而牛黄却不容易获得，因此假冒之风盛行，可惜骆驼黄并无牛黄类似的功效，因此入不得药。

谈完古人谈今人，我在临床上发现一个现象，就是长期喝骆驼奶的病人，内热会比较重，口腔溃疡、舌质红、舌苔稀少的情况多见，也有部分病人提到有躁热不适的情况。当然，毕竟对于这方面没有做过科学的临床研究，可能只是偶然现象，仅供参考。

但有一个问题需要考虑，骆驼是西北方的牲畜，一方水土养一方人，上海处于江南地区，气候环境与西北地区相差较大，骆驼奶是否完全适合上海人的体质，一切还都没答案，需要时间和科学的发展来进一步说明。

 中医小知识总结

骆驼奶的现代科学研究主要以营养成分为主，对于糖尿病的影响有少量涉及，科学研究主要集中在动物实验研究，人体临床试验较少。

中医对于骆驼奶的认识基本处于空白状态，根据我自己的临床经验，骆驼奶的食物性质偏"热"的可能性较大。

对于是否提倡病人饮用骆驼奶保健,我持保留意见,希望随着科学的发展,骆驼奶能有更多的药用价值被证实、被发现,到那时再根据病人的具体情况选择骆驼奶来保健可能比较合理。

　　就目前来说,我更提倡饮用牛奶来保健,因为无论如何,牛奶的副作用经过这么多年的临床实践,我们已经基本清楚,完全可以做到避开不必要的风险,而这一点骆驼奶是相对欠缺的。

58. 口腔溃疡与西瓜

中医门诊实录

5月下旬,我的门诊来了一位病人。

"朱医生,我老是拉肚子,口腔溃疡也发个不停。"病人问,"是什么原因呢?"

病人十分焦急地询问着我,经过我的一番诊断,问题竟然出在了夏季最普通的水果"西瓜"上。

病人问:"西瓜会引起口腔溃疡? 口腔溃疡不是都用西瓜霜来治疗吗? 朱医生,你说的靠谱吗?"

靠不靠谱听我来说一说!

西瓜是盛夏解暑佳品,最负盛名的水果之一。在上海地区,每年夏天吃西瓜来解暑是传统习俗,西瓜口味佳而且又富含水分,解暑、补水、清热,一物多用,深受大家的喜爱。那么这位病人的问题又出在哪里了呢?

第一,病人吃西瓜的时间不对。

病人总是腹泻,原因是她吃西瓜的时间太早了。中医认为,西瓜性寒,正因为性寒才能解暑热,但是5月的天气还没有真正地入暑,天地之气没有完全转变成盛夏,气温也没有到每天35℃的高温,人体还没有做好应对酷暑的准备,这时候大量进食西瓜,加上病人自身体质属于脾胃虚寒,因此就造成了反复腹泻。加上这段时间接近梅雨季节,潮湿的天气本身就会对脾胃不好的人群造成负担,所以这个病人吃西瓜后腹泻也就在情理之中了。

中医治病需要顺应着四季来用药,不能逆着季节变化来治疗。比如手脚怕冷的病人,在冬天我会用较多的温阳药,但是到了春夏,特别是气温到了25℃以上之后,我就会撤掉大部分。一来继续服用温阳药病人会自觉燥热不适,二来就算不用药,病人畏冷的情况也会好转,所以遣方用药不考虑"天时"那是拘泥死方治活人,疗效会大打折扣。这也是为什么我对每个病人几乎每次都要略微调整用药的原因,哪怕病人没有明显不适,我也会根据季节的变换微调药方。

第二,病人体质偏热,多吃西瓜加重了口腔溃疡。

这个病人虽然脾胃虚寒,但就全身总体而言却属热性体质,人很消瘦。有人会问,体质是热性的,西瓜是寒性的,热与寒一中和不就平衡了吗?的确,热病予寒药治疗是中医的一种治疗方法,但是这种方法却不适用于这个病人。因为西瓜利尿的作用比较强,此病人身体消瘦,中医本来就有句老话叫"瘦人火多",意思是形体消瘦的人比较容易上火,西瓜虽然是寒性的,但是它利尿的作用强,病人食用后身体内的水分被迫过多地排出体外,西瓜的含糖量很高,热量不低,加上病人本身是热性体质,几种因素一叠加,造成火热上炎,口腔溃疡反复发作。

不是说西瓜霜可以治疗口腔溃疡吗?吃西瓜难道不是一样的吗?

西瓜霜是西瓜的炮制品,它大致的制作方法是将西瓜的红肉与西瓜子都挖掉,然后在西瓜皮内放入皮硝,放置一段时间,而后西瓜外皮上就会结出白霜,这种白霜就是西瓜霜。我们吃西瓜是吃西瓜红肉,而西瓜霜是西瓜皮经过炮制后产生的物质,所以本质上来说西瓜≠西瓜霜。

中医小知识总结

西瓜是很好的水果,适合于大多数人在夏天食用。

　　脾胃不好的人最好等到三伏天再进食西瓜，这样对于脾胃的影响会小一些。

　　体质偏热、容易上火的人如果吃西瓜后口腔溃疡发得更厉害了，则需要注意可能是体质不适合吃西瓜。

59. 每日一杯养生酒，真的养生吗

中国的酒文化源远流长，因此餐桌上还真的少不了"酒"。无论是清淡爽口的啤酒、甘甜的红酒，还是醇香味厚的白酒，都是聚会餐桌上的主角。最近在我门诊时病人问的比较多的问题是能不能每天喝一点酒来提高免疫力、增强体质呢？还有一部分女性病人总是询问我能不能每天喝一点红酒，因为大家都说这样对身体好。那么每天喝酒能不能养生呢？让我来给大家梳理一下吧！

酒自古有之，中医是将酒作为药物来看待的，其药物作用是作为药引，把其他中药的作用引导到人体的体表和头面部。中医主张少量饮酒可以达到活血行气、御寒的效果，但是大量饮酒会对人体造成损害。

酒的药性为"大热有毒"，多饮后容易使脾胃功能受损，造成人体痰湿加重，进而增加中风、腹水等疾病的风险。而且中医认为，越是醇厚的酒毒性越大，这和现代科学理论是相吻合的，越醇厚其乙醇（即酒精）浓度就越高，乙醇浓度越高对人体伤害就越大。

虽然乙醇对于人体的伤害是大家耳熟能详的，但是社会上流传的每天少量饮酒有益于健康的论点是否正确呢？每天少量饮酒是否能提高免疫力呢？

事实上，饮酒对于健康是不利的。根据最近有一项相关科学报告显示，乙醇摄入与以下7种肿瘤直接相关：口咽癌、喉癌、食管癌、结肠癌、直肠癌、肝癌、乳腺癌。2015年10月，世界卫生组织下属的国际癌症研究机构正式界定乙醇为"致癌物质"，与烟草齐名。其科学依据是尽管酒可以分为红酒、啤酒和白酒等不同种类，但主要成分都是乙醇，当乙醇在肝脏中分解时,会产生有毒物质乙醛,从而损害细胞 DNA,引发癌变。比如在肝脏内,乙醛会导致肝细胞生长速度超常,可能因此发生基因改变,最终致癌。而乙醇对于消化道则会引起细胞和肠道内壁变化,继而引发肠癌。因此乙醇导致肿瘤就如同香烟导致肺癌一样是非常明确的。

那么喝多少量就能引起这些肿瘤呢?2017 年 5 月 23 日,世界癌症研究基金会和美国癌症研究院的研究报告指出,即使是每天饮用一小杯啤酒或红酒都会使女性增加 5%～9%患乳腺癌的概率。

所以根据以上的科学依据,肿瘤病人是不能饮酒的,即便是微量饮酒。同样,健康人对于饮酒也要适度,不可频繁过量饮酒。如果健康人由于客观原因喝酒喝得比较多怎么办呢?我建议经常喝酒的人在饮酒后泡 6～9 克左右的葛花或枳椇子来解酒,葛花内的有效成分可以降低乙醇对肝脏造成的损害,而且可以降低乙醇的活性,以减少其对身体造成不良影响。因此,在大量饮酒之后服用葛花会有比较好的效果。

饮酒对于身体健康弊大于利,对于提高免疫力也无明确的效果,所以对于每天饮酒能养生的说法请大家酌情对待!

60. 失眠与午睡

"朱医生，我晚上睡不着，但是白天很困，我下午一般能睡 2～3 个小时。"病人说。

"你下午 2 个小时都睡得着吗？"我问。

"能睡着的，但是晚上我就睡不着了，精神好得很！"病人说。

"你晚上失眠，就尽量不要午睡，不然失眠很难治好。"我说。

"但是白天真的很困呀，我晚上已经不睡觉了，白天再不睡，不是身体更吃不消了？"病人说。

"如果你坚持午睡，那你的失眠就更难治好了。"我说。

中医与睡眠

午睡是一部分人的生活习惯，在繁忙的工作中，利用午间休息时间小憩一会是提高工作效率的一种方式。国外的研究认为，午睡对人体有诸多益处，但中医是怎么理解这个问题的呢？

中医认为人体要顺应大自然，保持动态的平衡。举例来说，夏天身着短衣短袖吃着西瓜解暑，冬天穿着羽绒服在家中取暖，这是大家觉得理所当然，也符合养生法则的生活方式。

关于睡眠，中医有许多相应的理论，根据《黄帝内经》记载，春季与夏季需夜卧早起，秋季需早卧早起，冬季需早卧晚起。这是以人体适应季节的阴阳变换规律而提出的睡眠养生方法。

中医认为"日出而作，日落而息"是符合自然规律的，太阳初升即阳气开始升发，到中午烈日当空，为一天中阳气最盛之时，日落后阳气转衰，阴气转盛，到午夜为阳气最弱之时。人体也是一样，白天阳气足，因此精神饱满，而夜晚阳气弱，所以需要睡眠，阳气足则动，阳气弱则卧。夜晚睡觉是符合自然规律的，而且效率是最高的。

失眠与午睡

这位病人因为失眠晚上不睡，白天犯困白天睡，这里有两个问题。

第一个问题，这位病人的睡眠功能其实是好的，她能正常入睡而且能深睡，因此她并不是真正意义上的失眠病人。因为真正失眠的病人在白天也是无法获得正常睡眠的。

第二个问题，她在白天虽然获得了一段时间的睡眠，但是因为她在阳气最盛的时候睡觉，这与自然界的阴阳盛衰是相违背的，所以睡眠的效果其实并不好。最关键的是白天睡足了，到了晚上就更不容易入睡了，日夜颠倒，人体的睡眠规律被打乱了。

人体的自身节律被打乱后，要恢复如初就比较困难了，需要药物帮助和自身生活规律的调节。

中医的子午睡

可能有读者会问，网上有许多关于午睡的言论，更多是提到关于中医的"子午睡"养生法，其引用的中医理论是《黄帝内经》中的"阳气尽则卧，阴气尽则寐"。看上去很有道理。

我翻阅了大部分关于"子午睡"的文章，其中一大部分内容基本雷同，还有一部分是以西医的理论在解释中医的问题，基本不可采信。

《黄帝内经》中并无"阳气尽则卧，阴气尽则寐"这句话。与之相类似的原文是："阳气尽，阴气盛，则目瞑；阴气尽而阳气盛，则寤矣。泻足少阴，补足太阳。"看似类似，其实意义是有差别的。篇幅所限就不展开讲了,重点是"子午睡"并非出自《黄帝内经》,至于中医是否有这个说法,我目前没有找到可靠的依据,大家可以自行判断。

 中医小知识总结

按照中医"天人合一"的思想,午睡并未得到明确的肯定,但也未被中医否定。所以笔者认为午睡并无不可,小憩即可,但大睡伤身。

对于正常人来说可以适量午休,并无不妥,毕竟现代人的生活节奏已经被沉重的工作打乱了,适当的休息是有益于身体健康的。

但如果是失眠病人,午睡对于治疗失眠是"大敌"。失眠病人本身睡眠就有问题,睡眠的时间再被颠倒,治疗起来难度就更大了。正常人白天睡3个小时,晚上都可能睡不好,更不用说失眠病人了。

无论如何,白天睡觉是无法替代夜间睡眠的,因为人不能违反昼夜更替的自然规律,就算短时间内无明显不适,但长此以往肯定会出现更大的问题。

61. "宫寒"是女性的百病之源吗

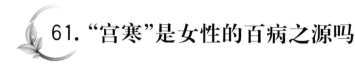

"朱医生,我是来调理'大姨妈'的,而且我最近心情也很烦躁。"这位病人刚 30 岁,体型正常,面色舌苔都正常。

"哦,那你'大姨妈'怎么了?"我问。

"朱医生,我从今年开始月经量越来越少了,1～2 天就没了,我去医院做过很多检查了,都查不出问题,您看能治吗?"病人问。

"你今年才 30 岁,在减肥吗?"我问。

"没有减肥,我是正常饮食的。"病人回答。

我问诊问得很全面,但是就如病人自己说的那样,的确没什么病因被找到。除了病人略微怕冷之外没有什么特别的情况。遇到这种情况最为棘手,望、闻、问、切的"切脉"是中医的最后王牌,看看病人脉象如何。

"让我把一下脉吧!"

病人的脉象与她的外表明显不符,脉细如丝,虽然应指但软弱无力。细脉比较多出现在气血亏虚的病人身上,这位病人年龄不大,也没有生过大病,按理不会出现这样的脉象,事出反常必有其因,所以我凭经验询问了病人最大可能性的病因。

"你经常去养生馆吗?"

"是的。"

"你经常做艾灸吗？"

"做的。"

"你最近半年不要再做了。"我说。

"朱医生，不行呀！我在养生馆充了1万多元了，不做艾灸怎么用得完呀！"病人急了。

"你如果继续做艾灸，我就没本事看好你的病了。养生馆的人是不是说你宫寒？"

"是的！"

"是不是说你寒气很重，要帮你祛寒气？"

"是的！"

"是不是说祛寒气最好就是做艾灸，而且要多做才有效果？"

"是的！"

"也许有人是这样的情况，但你绝对不是，请暂停艾灸！"我很坚决地说。

这位病人其实本来并没有病，因为长期在养生馆做艾灸，甚至是火龙灸，造成人体正气被耗散太过，而成了气虚。气血同源，气虚进而导致血虚，血虚在她身上表现出来的症状就是月经变少。如果把一个正常人比作一湖池水，那么她只有半湖池水，火热法用得太多把湖水都蒸干了。

有人会问，朱医生，不是说艾灸是温热祛寒的吗？怎么会造成正气耗散呢？适合艾灸治疗的疾病通过灸法治疗是能够达到祛寒温养的作用，但是如果长期不断地艾灸，那正气就会被耗散。我打个比方，如果把人比喻成一个热水瓶，那做艾灸其实是把热水瓶的盖子打开，你偶尔打开一次然后马上关上是没事的，但是如果一直开着盖子不关，那一壶热水过不了几个小时就会彻底凉透！热水全变成凉水了，人的身体还能搞好吗？

我最后对病人说，你的"盖子"被打开得太久了，我想办法给你"关上"

吧,但是"关上"了可千万别随便再去"开盖子"了啊!

这位病人的治疗方法很简单,就是补益气血,只要不再做艾灸帮倒忙,很快就能痊愈,事后证明也的确如此。

 中医小知识总结

养生馆里有两句万能的话,"你湿气很重"和"你宫寒"。但是究竟有几个人真的湿气重或有宫寒病?

人参再好也不能天天当饭吃,艾灸再神也不能没事灸一灸。

每个人的体质不同,病情不同,应根据具体情况来选择是否用艾灸解决问题。开盖容易,关盖难,真的不希望女同胞们花了钱买罪受,再好的方法如果用错地方也是会害人的。

62. 为何 IT 从业者易脱发

最近我在门诊接连看了 3 个调理脱发的男士，无一例外都是做 IT 工作的。社会上流行一种说法，"越是厉害的 IT 头发越是少"。虽然是个笑话，但却反映了一部分真实的情况，在 IT 行业工作的脱发男士还真是不少。有人说经常熬夜加班是造成脱发的主要原因，但是其他行业的工作者也有白班、夜班连轴转的，作息时间也不规律，但是脱发问题却没有 IT 行业如此明显，这是为什么呢？关于这个问题，我在临床上也琢磨了很久，因为 IT 为新兴行业，以前没有现成的经验可以照搬，因此一开始我也走了不少弯路，疗效并不理想，后来通过不断地实践，"在战争中学习战争"，我发现了治疗 IT 脱发的一个好方法。

我发现这一治法是通过中医的一个传统方法，叫"以方测证"。这个方法最初是用在研究《伤寒论》上的，因为《伤寒论》为文言文，并且惜字如金，往往遇到一个疾病的治法并不描述疾病的情况，而只写药方，研究《伤寒论》的医家就根据张仲景的用药反过来推测病人的症状情况，这就是"以方测证"。我是通过在临床治疗中不断地调整用药，根据用药的有效与否来印证 IT 脱发的病因病机。中医讲究辨证论治，知道病因病机，治疗上只要按部就班即可，因此找到病因病机其实就是中医治病的根本。

中医认为"肾其华在发"，头发多少是肾气充足与否的表现，所以治疗脱发首选补肾，我在门诊也经常遇到病人来要求开六味地黄丸治疗脱发的。理论上很完美，但现实情况却并不买账，对于一部分病人的肾虚脱发是有效的，但是 IT 们却是一边吃着六味地黄丸，一边头发日渐稀少。我根据这些年治疗这一类病人用药后的反馈情况，发现单单补肾是走不通的,至少是不完整的,还需要加上其他的方法。在说究竟用什么方法之前,我先给大家说一个中医的基本概念——水火既济。

水火既济最初不是中医术语,而是出自《周易》,《周易》的第 63 卦——既济卦。不讲深奥的,只讲简单的,既济卦上卦是"坎"☵,"坎"代表水,下卦是"离"☲,"离"代表火。水在上而火在下,水性趋下行,火性炎上,上下交融则水火既济(当然《易经》原意并不是这样解释,我只是换个大家能理解的说法来说明问题,易学的大师勿当真)。那么如果把水放到下面,火放到上面,水火分离,则无法做到交融状态,这种情况其实就是《易经》的第 64 卦——未济卦。中医认为"水火既济"是好的,而"水火未济"是不好的。

中医用火代表"心",用水代表"肾",水火未济其实就是"心肾不交"。IT 从业者经常熬夜加班,生活不规律耗伤肾精,而肾精不足表现出来就是"水"减少。我和此类病人聊过,其实 IT 从业者不光是工作时间不规律,更多的问题是压力巨大,有句老话叫"急火攻心",很形象地说明了心理的压力可以转变成身体的疾病,并且情绪对身体造成伤害首先受到影响的就是"心",压力大"心火"就更旺了。这样一来水少了,火更旺了,就如同空锅煮水,后果可想而知。具体表现在此类病人身体上,就是一把心火往上"烧",把头发给"烧"没了。这也是为什么很多脱发的人总是说头发油腻的原因,因为心火蒸腾,"浓缩"了体内正常的水液,导致分泌物黏稠。

道理已经讲透了,中医的治疗方法也呼之欲出,那就是"泻心火,补肾水"。而且泻心火比补肾水更为重要,理由很好理解,要灭火有 2 个方法,一个是浇水灭火,一个就是把煤气开关关掉,显然后者是治本之法。如果单单服用补肾药物,却不抑制亢盛的心火,那么短期内可能有点效果,时间一长便无功而返了。合理的做法是既要补肾水,又要降心火。

老百姓一看到"降心火"马上就想到用百合、莲心、黄连寒性药物,其实不然,因为每个病人都不相同。如果病人体质强壮并且初发病,则心火为实火,可以用清热凉血的药物来治疗。但如果病程比较久,而且工作时间也比较久,则一部分 IT 病人的心火其实为"虚火",而非"实火",苦寒药物强行降心火达不到治疗的目的,反而会造成病人身体受损。此时需要用滋补心气的药品补心血,而非去心火,心血足则虚火自灭。这就是中医一直所讲的"治病求本",西医治标,中医治本,这是对疾病理解的不同。

 中医小知识总结

　　IT 从业者脱发困扰了很多人,一般来说只要不是遗传的谢顶,都可以用中医来调理改善。

　　IT 从业者脱发与工作性质有关,因此如果要治病断根,那可能需要改变工作环境或者更换岗位了,高强度的工作节奏和巨大的工作压力,靠医生的汤药可真是杯水车薪。

　　如果只懂补肾而不知泻心火,那治疗的效果可能就会不理想。当然"泻心火,补肾水"不是死板的治法,具体还是要看每个人的体质和阴阳失衡的情况。我只是总结了一些临床上的经验,提出了个人对中医的理解,欢迎同行批评指正!

63. 马甲线等于健康吗

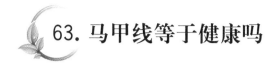

"朱医生,我最近总觉得头晕乏力,精神不济。你说为什么呀?"女生问我。

"你最近不是在健身吗?怎么反而体力不支了?"我笑着问。

"我办了2张健身年卡,因为上健身课都是免费的,所以我每周一共上14节课,2天力量,1天瑜伽,我现在连马甲线也有了!"女生得意中。

"让我把一下脉来一探究竟,看看到底为什么你会不舒服。"

1分钟后……

"我说,你最近不要练得太频繁了。你脉象很细弱,按中医的说法是气血不足,你需要休息一段时间,我开点中药帮你调理一下。"

"朱医生,你开玩笑吧?我天天锻炼还身体不好?"

"你又不是奥运会冠军,专职天天训练,何况你还要上班,晚上你睡得很晚,睡眠又不足。你还在节食,营养也跟不上,你这不是在'健身',而是在摧残身体呀!"

"难道天天锻炼也有错?"

"天天锻炼没有错,但是天天过量锻炼就不对了!你的马甲线恰恰说明了你的不健康!"

天天高强度的运动负荷对于非运动员的普通人来说,是对身体的损害,如上面这一位"马甲线女生",本身身体条件就一般,一方面追求身材,一方面考虑年卡不能浪费了,1周满负荷上14节健身课,平均1天上2节课,远远超出她的能力范围。

不过,因为运动是会让人产生兴奋和欣快感的,所以在运动后自身异常的感觉并不明显,但日积月累,身体是要提出抗议的。人类的躯体并不会说话,它是靠"乏力""精神不济""睡眠不好"等信号告诉主人应该休息了。只是这一类信号往往被主人误读或者忽视,甚至有些人还会再增加运动量试图来缓解这一类信号,因为主人只知道天天锻炼就能获得健康的观点,但不知道过度的运动也会对身体造成伤害。

现代人的生活极度不规律,工作强度又大,作息时间都不能保证,怎么能负担起天天的运动压力? 有句老话叫"小酌怡情,大醉伤身",换作普通人的健身也是一样的道理,适当的运动量是对身体有益的刺激,但劳逸需要结合,一味猛练,不配合休息,身体如何吃得消?

这里我给大家的建议是大强度的运动最好练2天休息1天,合理进行时间分配,让身体有一个充分恢复的时间差,因为每个人的具体情况不一样,所以可以自行调整。但是需要注意,人一旦到35岁之后,体力恢复的能力会和18岁时大相径庭,因此根据自己的年龄,合理安排运动时间和强度也是一门学问。

 中医小知识总结

这位女生虽然通过超负荷的运动获得了"马甲线",但并没有获得健康,从我医生的角度上来说,身体反而出了点问题。

马甲线≠健康,其实很多人不知道,从医学的角度来看,大部分健美运动员和网红明星的身体是不健康的,他们并不在医学定义的正常健康人的指标范围内,虽然他们看上去很美。

健康与"马甲线"并不矛盾,但是需要通过合理的方法,而不是用极端的手段去获得,因为身体健康才是真正拥有幸福人生!

64. 小米粥真的养胃吗

我有一位乳腺癌术后病人，来就诊时主要是脾胃不好，一吃东西就打嗝，吃一点点东西就胃胀，原因是病人手术以后要做放化疗，因此她的家人每天强拉硬塞地用各种"营养品"对病人进行填鸭式喂养，最后生生把她的脾胃给撑坏了。经过一段时间的调理，疗效是有一些，但一直未痊愈。

我再次审视了一遍药方，实在不应该呀！病人病情并无特殊，寻常的调理脾胃而已，为何疗效一直不佳？百思不得其解之后，我还是拿出我的"笨办法"，逐一询问病人每天的具体饮食菜谱，以进一步寻找病因。

"朱医生，我每天早上都喝一碗小米粥，里面我还放红枣、莲心、山药。"病人说。

"小米粥先暂停一下吧！"我一下子就找到了久治不愈的原因。

"为什么？朱医生，中医不是都说小米粥可以养胃的吗？"病人问。

"那我问你，你知道中医说的是哪种小米吗？你知道小米具体有什么功效吗？"我笑着问道。

"我不知道呀？网上买的小米不就只有一种吗？小米不养胃吗……电视上都这么说……"病人开始没有底气地问道。

自古以来小米到底所指何物？

要讨论小米是否养胃，首先我们要搞清楚"小米"究竟指的是哪种农作物。如果是中医说小米养胃，那中医所指的小米到底是什么呢？其实小米粥的小米究竟是哪种米，很少有人能说清楚，网上有小米、黄小米、秫米等多种称谓，让人一头雾水。但根据小米的外形，能与之匹配的中药材叫"秫米"，不过秫米是否就是小米，这可就没有权威的说法了。

我查阅了互联网，网络上认为小米≠秫米，但是小米究竟是哪种米，互联网没有给出答案。这里我要吐槽一下，网络的发达带来的不是知识的便利，而是大量无用的信息和千篇一律的答案。我用"小米＋秫米"作为关键词搜索到至少 5 篇关于小米的论述，都是同一个答案，一字不差，然而无奈的是，这唯一答案的出处竟然是一篇不见得很靠谱的养生文章，所以从互联网搜索到的结论几乎无参考价值。但是有一点是比较确定的，秫米是指 *Setaria italica var. germanica*（Mill.）Schred，即"粟"的一种。

然后我用"小米"作为关键词搜索，无奈的事情发生了，因为"小米"是某知名电子品牌，所以我花了很大的功夫才找到了关于"粮食作物小米"的资讯。结果在互联网词条上显示"小米"也是指 *Setaria italica var. germanica*（Mill.）Schred，即"粟"的一种。

因此，根据网络上的资料推论出的结果：小米＝秫米。

我再次去国内论文平台检索，结果发现很少有专业论文来研究秫米是否等于小米，因此这在中医学术上也并没有一个明确的定论。

因为实在没有可靠的依据来确定小米究竟是不是中医的秫米，所以我从秫米的角度来分析小米粥的养生问题，虽然不权威，但可供大家参考。

中医秫米论

"秫米"的"秫"在东汉时期的《说文解字》中就有注解："秫：稷之黏者，从禾术，象形，食聿切，秫或省禾。"根据当时对五谷的分类，稷为五谷之一，而稷带有黏性的一类即称为秫。

秫米最早作为药物出现是在晋代的《名医别录》中，其文曰："秫米，味甘，微寒。止寒热，利大肠，治漆疮。"记载中并无养胃之说，并且与今天我们食用的秫米是否为同一品种也不确定，因为《名医别录》中没有对秫米的外形做描述，因此无法与今日的秫米进行比较。

唐代的《食疗本草》中，将秫米归为不可经常食用的谷物，同时记载，在北方，秫米常用来酿酒，而非养生。自唐代之后到明代之前，秫米很少有明确的药用价值记载。

明代的《本草纲目》中，李时珍依照文字历史演变推论出秫米即是黄米，当时的情况是秫米被俗称为"糯粟"，北方人将秫米称之为"黄糯"或"黄米"，"秫"即粟米品种中带黏性的一种。同时《本草纲目》中对于秫米有着这样的记载："秫米即黄米，性平，不可常食，拥五脏气，动风，迷闷人。按《养生集》云：味酸性热，黏滞，易成黄积病，小儿不宜多食。"简而言之，李时珍时代对于秫米，认为不可多吃。自明代之后对于秫米的记载无更多的变化。

时至今日，秫米在上海习惯被称为"北秫米"，我祖父开方均书写为"北秫米"。我查阅了2018年版的《上海市中药饮片炮制规范》中关于秫米的记载，结果是其条目下记载十分简略，功效记载为和胃安神，用于胃失安和，夜不安眠。我要强调"和胃"非"养胃"，这里涉及中医《黄帝内经》中所载"半夏秫米汤"的方义，今日我不赘述，只是提醒大家一点，"半夏秫米汤"是煎煮后把半夏和秫米都去掉，只喝汤汁的，并不是吃秫米本身。在中医看来，秫米并非养胃佳品。

 中医小知识总结

小米、黄小米、秫米，这些称谓自古至今是否一致，且所指为一物，目前真的还没有定论。今天根据各方面的资料综合来看，小米＝黄小米＝秫米，我亲自看过中药房的饮片秫米，应该无误。

中医的秫米没有明确的养胃功效，甚至在诸多著作中有着"不可长期食用，多食有副作用"的记载。《中药学》中没有收录"秫米"这味药材，2018 年版的《上海市中药饮片炮制规范》也只有寥寥数语，因此要说中医认为小米粥可以养胃，那似乎有点牵强。至于其他科学领域对于小米有别样的解读，我觉得只要有理有据那就可以采信。

有人会说北方有喝小米粥的习俗，但南北地区差异明显，人的体质也相差很大，上海人是否都能适应，也很难说。一方水土养一方人，对于不出产小米的南方，人们的体质因素还是要考量的。同样的道理，北方人吃糯米就比南方人少很多。

根据我对小米考证后的结论，我建议可以偶尔食用小米，对于脾胃功能不好的人群，我不推荐长期将小米当保健品来日常服食。

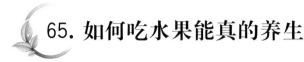 65. 如何吃水果能真的养生

中医门诊实录

"朱医生,你说你不让我吃水果,我馋呀! 能吃点吗?"病人抱怨着。

"不行啊,你看你舌苔雪白,齿痕又很深,还总说胃胀不舒服,现在你的脾胃功能很差,还不能吃水果!"我说。

"朱医生,难道我一辈子也不能吃了吗? 我少量吃一些可以吗?"病人问。

"可以是可以,但是有条件的,一来要等天气回暖,二来你只能吃'应季的水果'!"我说。

"应季的水果? 苹果、香蕉算吗?"病人焦急地问。

"原来你不清楚哪些是应季的水果,那我来说明一下!"我说。

何为"天人合一"

中医非常重视"天人合一",说到"天人合一",可能有些人不太理解,我稍作解释。

关于"天人合一",自古道家、儒家、佛家就各有不同的解释和见解,有些说得很复杂,艰涩难懂,其实中医的观点更接近于道家,简而言之就是自然界的变化会影响到人体的健康变化,所以人要顺应着自然界的变化规律来养身,才能延年益寿。

举个例子,夏天天气炎热,人们穿短袖,喝凉水,饮绿豆汤解暑,开空调降温避暑,这其实就是顺应季节气候养生。如果夏天穿着羽绒服,天天蒸桑拿,正常人都不会这么做,那是逆天而行,是对身体健康的折损。饮食养生的道理也是一样的,夏季就吃夏季的食物,冬季就吃冬季的食物,这就是顺应天道,即天人合一。

因为现代经济发达,一年四季的水果在超市都能见到,所以三九严寒在家里开着地暖吃西瓜的情况并不少见。有这样的情况,不代表这就是正确的养生方式,冬季吃西瓜吃到拉肚子的也非少数。

为何要食用应季的水果

根据中医"天人合一"的理论,人不能孤立于大自然独立存在,人总是会受到自然界种种因素的影响,并且一方水土养一方人,各地的水土、气候是不一样的,所以造成不同地区的人体质也有差别。

我经常说上海人不能大量长期吃红枣,因为上海地区的人脾胃功能相较北方地区的人为弱,气候偏于湿热,吃红枣后腹胀的人很多,腹胀提示脾胃功能不能承载红枣的滋补药力,但北方人服用红枣的副作用就没有这么强。所以我经常对病人说,看科普文章也要看看这个作者是哪个地方的人,他写的是哪个地区的情况,不能囫囵吞枣,照单全收,因为体质不同,结果各异。

水果也是如此,理论上海南的芒果就不适合上海人天天吃,因为海南的气候特点和上海完全不同,那里出产的水果当地人吃没事,但上海人不是都能适应的。再比如香蕉的原产地并非在江浙沪一带,因此脾胃虚寒的人吃香蕉很容易出现胃部不适,这是由于香蕉为热带植物,生长的环境造成香蕉的属性为寒凉。

有人会问,为什么有些人天天吃水果也没有胃痛?那是因为这一类人脾胃功能比较好,水果对身体的损害在他们能承受的范围之内,如果一旦超过了限度,也一样会出问题。

正确的水果养生法

水果养生并非不可以,但现代人的脾胃功能已经被各种饕餮美食给撑坏了,食物的多样性造成了很多人饮食的偏嗜,时间一久脾胃容易出状况。受上海地区地理环境、气候因素的影响,脾胃功能差的人群较多。如何吃水果才能不影响脾胃功能呢? 答案是适量食用应季水果。

应季水果就是一年中只有某个特定时节才有的水果,比如"杨梅",一过这个时节就消失了。因为是应季而生,所以是符合当时的水土气候的,所以适量食用应季水果对人体是有益的。这也符合"天人合一"的理论。

哪怕脾胃功能不是太好的人,适量吃点应季水果对人体也不会造成很大的伤害。

 中医小知识总结

建议大家适量食用本地的应季水果。以上海为例,应季水果指的是江浙沪周边地区的,不是指全国范围,因为中国地大物博,一年内所有的水果几乎都能买到,这就不是应季了,上海是上海,云南是云南,海南是海南,不能混为一谈。暖棚里种植的水果一般都是非应季的,这点我就不赘述了。

我大概总结了一下上海地区的应季水果,大家可以参考一下,因为我也不是农业种植专业,如果有错漏,欢迎大家指正,谢谢!

柚子:产地福建,上市期应在 9 月下旬到来年 2 月,柚子性寒,建议少量食用。

番石榴:产地福建、海南、广东,冬季水果,1 月份左右上市,建议少量食用。

草莓：上海地区有种植,1月开始至4月结束。可适量食用。

芦柑：主要产区为福建泉州,2月上市,建议少量食用。

荔枝：广东为主产地,海南、广西、福建次之,5月初海南地区的荔枝成熟上市,福建地区的荔枝成熟最晚至7月,建议少量食用。

枇杷：产地江苏洞庭枇杷、安徽三潭枇杷、浙江塘栖枇杷、上海青浦枇杷,5月上市,应季可食用。

西瓜：上海地区有产地,如南汇"8424",5月上市,夏季以前适量食用,夏季可以正常食用。

龙眼(桂圆)：福建、广东、广西为主产地,6~7月成熟上市,建议少量食用。

杨梅：产地浙江余姚,6月上市,可以应季食用。

葡萄：上海地区有产地,如马陆葡萄6月上市,可适量食用。

芒果：主产地在海南、广东雷州半岛、广西、四川攀枝花,上海周边地区无产地。7~8月成熟,建议少量食用。

梨：安徽地区有种植梨,8~10月上市。可适量食用。

木瓜：产地在海南、广东、广西,上海地区无,9~10月成熟,建议少量食用。

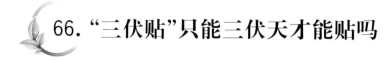

66. "三伏贴"只能三伏天才能贴吗

"朱医生,今年我要做三伏贴,这次我不能再错过了。去年我想吃膏方,等我想起来的时候冬天已经过了,今年三伏贴一定要等到7月份一开始就来做。"病人说。

"我想起来了,你是今年开春了才来找我开膏方的,对了,三伏贴你认为一定要等到七八月份才能贴吗?"我说。

"不是吗? 三伏贴,顾名思义,就是三伏天才能贴的呀。网上是这样说的呀!"病人问。

"哦! 网上说的也不一定全对,至少对于这个三伏贴的描述就有不准确的地方。"我说。

冬病夏治

关于三伏贴,某度的介绍是这样的:"三伏贴根据中医'冬病夏治'的理论,对一些在冬季容易产生、复发或加重的疾病,在夏季进行扶正培本的治疗,以鼓舞正气,增加机体抗病能力,从而达到防治疾病的目的。"

关于冬病夏治,某度的解释是这样的:"冬病夏治是我国传统中医药疗法中的特色疗法,它是根据《素问·四气调神论》中'春夏养阳'、《素问·六节藏象论》中'长夏胜冬'的克制关系发展而来的中医养生治病指导思想。"

简单的理解就是我们可以在夏天治疗冬天容易发病的疾患,换句话说,就是通过夏天的治疗,达到冬天不发病或少发病的目的。

这个词条引用的资料是某州市中医医院的网站,引用时间是 2019年。由于某度词条理论上任何人都可以进行编辑,所以不同的词条其可信程度往往天差地别。就拿三伏贴来说,仅仅根据一个医院的网站宣传资料来编辑的词条,真的准确吗?

三伏贴理论的口述版本

三伏贴是我祖父朱瑞群于 1955 年首创,是上海中医药大学附属曙光医院儿科的特色诊疗技术,至今已经有 66 年的历史,该疗法曾获上海市科技进步奖三等奖。所以对三伏贴的理论,最有发言权的应该是我祖父朱瑞群。

在我幼年时曾经问过祖父,为什么一定要在七八月份才能做三伏贴,祖父当时是这么解释的。

三伏贴主要是依靠经络理论,采取药物敷贴于百劳、肺俞、膏肓,达到预防哮喘发作的目的。此疗法是朱氏家传心法结合清代医书《张氏医通》所创。为何在夏天治疗? 其实有 3 层含义。

其一因小儿哮喘多为寒哮,因此需借助夏天天地炎热之气结合药物治疗,以助其冬季祛病。

第二个原因是受当时的治疗条件限制而只能放在夏天,因为在空调没有普及的年代,只有夏天才能让小孩子放心地脱掉上半身的衣服接受治疗。上海的冬天是阴冷的,如果想让孩子在这时脱掉衣服治疗,这是不现实的。

第三是因为七八月份相对其他月份来说,哮喘不容易发作,在疾病不发作的稳定阶段接受三伏贴治疗,效果会更好。

三伏贴不为人知的妙用

大家可能都知道冬病夏治,三伏贴可以预防哮喘冬季发作,其实三伏贴也是有治疗疾病作用的。三伏贴是穴位敷贴的一种,而穴位敷贴是可以治疗疾病的。早在1981年祖父就曾经做过相应的研究,发现在哮喘发作期运用草药敷贴可以有效地缓解哮喘发作,并且截断病程,让哮喘病人提前结束发作,明显改善呼吸困难的情况,这在那个年代是难得的有效治疗哮喘的方法。大家可能只知道预防,却少有人知道穴位敷贴可以治病,当然治疗哮喘发作的穴位敷贴药方和预防哮喘的三伏贴的药方是不一样的。

朱氏穴位敷贴

祖父生前对我传授了许多朱家家传的疗法和方药,有些运用于临床,有些发表了论文,但更多的并未被推广应用于临床。朱家祖辈行医历来是内、儿、妇兼修,因祖父一辈子从事的是儿科,所以内科、妇科的心法未能广泛应用,甚为可惜。

经过多年的研究,我将一些可以运用于肿瘤病人的中医特色疗法从尘封的旧书卷里拿出来,通过和上海市中医医院健康管理部的同事合作,再次运用于临床治疗,为病人改善病痛,解除疾患。

以朱氏穴位敷贴为例。朱氏穴位敷贴既可运用于三伏天预防哮喘、慢性支气管炎、支气管肺炎、肺气肿的发作,还可以治疗肺部慢性炎症,对于那些反复迁延不愈的肺部炎症,配合汤药效果更佳,同时对于现在好发的肺结节也有辅助治疗作用。

由于医院医疗条件的改善,空调的应用,现在一年365天基本都能做穴位敷贴,不再局限于七八月份了。

 中医小知识总结

　　三伏贴并不局限于七八月份,朱氏穴位敷贴并不受夏季的限制,根据治疗的需要,春、夏、秋、冬都能治疗。

　　不同的疾病应该运用不同的方药进行敷贴,做到辨证施治才能发挥中医个性化治疗的优势。

67. "一天一万步最养生",真理还是谎言

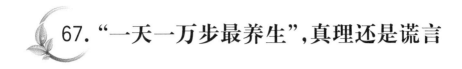

"朱医生,我最近人不动就出汗,一动更不用说了,汗像瀑布一样,止也止不住! 你说怎么办?"病人问,"而且我总觉得非常累。"

"我先开些止汗的中药给你服用,治疗乏力的药我也帮你开了,应该会好转的。"我说。

1周后。

"朱医生,不行呀,汗越出越多,还是没力气,你这个药不管用呀!"病人说。

"先让我看看方子。"我说,"不会吧,你有好好喝药吗? 出汗和乏力的情况应该有改善了,怎么会一点也没有好?"

"我天天都是按照你说的方法煎药喝药的。"病人说,"我晚上快走回来才喝晚上的那一顿药,一顿也没落下。"

"等等,你说晚上去走路? 你每天都走? 一天走多少步?"我问。

"每天走 20 000 步,医生建议我要锻炼,我不会别的运动,所以我都是走路的,早上 10 000 步,晚上 10 000 步。"病人说。

"那我知道你出汗和没力气为什么没治好了,原因不在于药,而在于你自己!"我说。

"一天一万步"的传说

"一天一万步"的健身说法来源本身就很可疑。医学界并没有提出相关的医疗建议,如果一定要说有相关的规定,那应该是 2016 年发布的《中国居民膳食指南》,《指南》中对于运动量的建议是一天 6 000 步的运动量。而且没有建议每天运动,而是 1 周 5 天。所以"一天一万步"的说法有问题。

我查阅了"一天一万步"的相关科研著作。2019 年在《美国医学会杂志》上发表了一篇关于 10 000 步的论文,论文提出一天 10 000 步的运动建议,但并不是出自医学科学建议,而是出于商业营销手段。这个说法的开端是出自日本的一家计步器公司的宣传口号,这个口号没有任何科学依据。

相反,美国科学家对 16 000 名老年女性研究后发现,一天走路 4 400 步对健康是有益的起点,随着步数的增加,死亡率会进一步降低,但是达到 7 500 步后,更多的步数将不再降低死亡率,简而言之,1 天 4 400~7 500 步对健康有益,低于或高于这个数字将对健康无益。

结合两方面的说法,老年人完全没有必要非得每天走 10 000 步,并且也不是走得越多身体就越健康。

气虚到底需不需要运动

这位病人属于气虚,大家常说"上气不接下气",其实不单单指呼吸交换空气,而是人体依靠"气"来维持生命。

所谓气虚大家可以这样理解,如果将人体比喻成一辆汽车,那气就是油箱里的汽油。油箱里的汽油越多,汽车就能跑得越远,相当于人的身体越健康,运动能力越强。体质虚弱的人,油箱里的汽油只有正常人的一半,那么其实她只能跑正常人一半的路程,因为"气"不够。

这位病人明明只有 1 天走 3 000~4 000 步的体力,但是一定要走满 20 000 步,油箱里的汽油用完了怎么办呢? 就只能透支身体了。结果就是越运动,出汗越多,越觉得累得不行。

人活一口气,气都被她消耗殆尽了,身体怎么能好呢?

 中医小知识总结

"一天一万步"并不是绝对正确的健身方式,不同的人群需要区别对待。如果气虚的人选择了这样的健身方式,那只会越练越累的。

运动也需要讲究动静结合,不能每天都进行高强度的运动,需要中间穿插休息时间。因为体力恢复也需要时间,老年人本来就体力下降,再超负荷地运动,对健康无益。

1周5天,4 400～7 500步,这是目前科学研究得出的结果,但这也只是针对美国人,美国的妇女,美国的老年妇女,美国3亿多人口中的16 000人的统计结果。所以仅供参考,万不可当作生活准则!

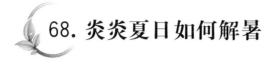

68. 炎炎夏日如何解暑

"朱医生,现在夏天到了,你说我脾胃不好,不让我多吃水果、冷饮,但是天实在很闷热,能吃点水果吗?"病人问。

"我说了,只要你的脾胃功能恢复正常了,可以适量吃点水果。"我说。

"那百合绿豆汤能喝吗?"病人问,"赤豆汤可以喝吗? 白木耳红枣汤能喝吗? 还有……"病人滔滔不绝。

"慢点慢点,你说得太快了!"我苦笑道。

近来咨询夏日解暑问题的病人越来越多,那今日我就来聊一下夏日养生的问题。

朱氏内科的养生观点

中医养生是中医重要的组成部分,其重要性不亚于治病。因为治病乃攻城之法,养生为守城之道。光有攻城略地的武将,没有施政爱民的文臣,国家是无法治理好的,同样的道理,身体光治不养也是无法获得真正健康的。

朱氏内科传承百余年,对于养生有着独特的观点。曾祖父朱少坡家传医学中就有养生的心法,祖父乃首届上海市名中医朱瑞群,善治儿科,对于喂养和食疗更是重视,以食疗代替药物治疗,能避免药材的偏性造成的副作用,又能利用食物的药性来治病,一举两得。

时代不同,养生方法亦不同

中医是祖国传统医学,但是传统不代表是拘泥于古人的只言片语,而是要领会古人的养生之道。古代没有空调,没有冰箱,甚至在 20 世纪 80 年代的上海也没有普及空调、冰箱,所以当时的很多养生观点和方法其实是不符合现在的情况的。

比如当年酷暑,晚上搬上桌椅板凳到弄堂里乘凉是每家每户的夜间常规活动,而现在家家户户关门关窗开空调是夏日常态。当年 35℃ 的夏夜,坐在弄堂里等待一阵凉风是最大的惬意;而现在,把空调开到裹着被子睡觉的大有人在。所以 2021 年的夏日与 1980 年的暑夜有着天壤之别,同样,不同的时代,人的体质也发生了巨大的改变。

夏季天气是酷暑,人体随着天气的变化也会趋于热性,因为暑热之气会侵犯人体致病,所以夏日才需要解暑,防止生病。但现在夏季反而是空调开得最普遍的季节,比如医院里门诊有空调、病房有空调、CT 室有空调、候诊区也有空调,我看到等候就诊的病人都穿着一件短袖加上一件薄外套等在诊室外,按照病人的话来说就是"太冷了,等太久吃不消"。所以现在夏日的养生反而不能按照老法来解暑,而要根据实际情况来暖脾胃。

脾胃喜温、恶寒

人体的脾胃喜欢的是温热的食物,生冷的瓜果、冰冻的饮料、冰冷的冰激凌是脾胃的大敌,这个问题由于空调、冰箱的普及在夏季反而变得更为明显,为了满足口腹之欲而不顾及脾胃功能受损的人并不在少数。医生们都知道夏季胃肠炎的病人比其他季节要多,这与天气炎热、细菌繁殖快有关系,同时也和大家过量地进食生冷、降低了胃肠道抵抗力有关,这个观点,中医与西医都有一致的认识。

因此,长期在室内吹空调的人群,大量进食生冷是不明智的,这不是在解暑,而是在伤身。

解暑也分不同的人群

夏日炎炎,如果您长期待在室内,不在户外工作,那么空调环境中的你可能不是很适合服用传统的解暑饮品。

如果您是户外工作者或者长时间待在没有空调的环境中,那是需要解暑的。

朱氏内科比较推荐的传统夏日解暑佳品是西瓜。西瓜清暑解渴,自古就有治大热、大汗、大烦渴、脉洪大的"天然白虎汤"之称,"白虎汤"是中医清解暑热最古老的方子。

但是有一点需注意,如果已经进食了很多油腻、辛辣刺激的食物,冰西瓜就不能吃太多,不然很容易引起胃肠炎,因为油腻、辛辣的食物增加了胃肠道的负担,而西瓜本来其性就寒凉,再经冷藏,寒性更胜一筹,食入后,脾胃很容易出现问题。

西瓜可以在夏季吃,但是需注意食用量和冰冻的程度。适量加适温是明智的养生方法。

酸梅汤是夏日比较适合的饮料,而且可以自己制作。酸梅汤用乌梅30克,水500~800毫升同煮,加食盐1克,白糖适量,调制而成,简单方便。并且乌梅的药性十分适合夏季,乌梅能解热生津,并且酸性收敛,可以防止暑气过度耗散人体正气,因此朱氏也很推荐酸梅汤作为解暑的饮品。

 中医小知识总结

夏季养生解暑是需要的,但也是需要分人群的。天天在空调房里、吃冷饮的人就别雪上加霜再解暑了。不然对脾胃非常不好。

　　户外工作的人群需要解暑，除了西瓜外，冬瓜、猕猴桃也是解暑的佳品。传统的大麦茶、决明子茶、菊花茶也是很好的解暑饮品。

　　绿豆汤、绿豆薄荷汤、绿豆百合汤都是可以在夏季作为解暑的较为简便的药膳。

　　总之，如果你不是脾胃寒凉之人，那夏季祛暑可以适量施行，暑热伤人，需要自养。

69. 鸡头米是祛湿佳品吗

"医生，你帮我开一下这些药。"病人刚坐下就开始"指点江山"了，"我要开黄芪、白术、甘草、鸡头米。"

"哦？你要开这4味药？请问一下，黄芪你要生黄芪还是炙黄芪？白术你要生白术还是炒白术？甘草你要生甘草还是炙甘草？最后请问一下，你知道鸡头米是什么东西吗？"我问。

"开个药还这么麻烦？你随便开点就是了，这个方子是人家给我的，我也不知道鸡头米是什么东西，你是医生你总归知道的。"病人很不耐烦。

"你连开出来的药有什么作用都不知道，你就要开？"我问道。

"……"病人白了我一眼，"你一个中医医生，连这个祛湿的方子都不知道？"

这类情况门诊上非常多见，病人连自己要开的是什么药都搞不清，但是开药的气势却很足。大部分来开药的不是祛湿就是降血脂，还有些五花八门的就不提了。

我只是想说一句，你至少得知道你要开的药到底有什么作用吧，不然如果开的药对身体有害，这不是害人害己吗？

192

中药的炮制和别名

生黄芪和炙黄芪，生白术和炒白术，生甘草和炙甘草，功效都是不同的，治疗不同的疾病，所选炮制品也不同。所以如果病人真的拿个药方来开药，至少得搞清楚每一味药的具体炮制品是什么。比如生黄芪益气固表、托毒排脓的效果比较好，炙黄芪补中益气的疗效佳，但炙黄芪服用后有容易引起腹胀的缺点，生黄芪和炙黄芪都有加重内热的副作用，因此如果病人阴虚，单独服用黄芪是不合适的。所以如果网上、电视节目提到的药方中只是"黄芪"，那至少是不够严谨的。

别名是中药的一个特点，很多药材都有许多别称，有些别称当今社会已经不再沿用，但解放前和解放初期的一些别名（当时一物多名的现象很多）老一辈的医家还是经常会用。这位病人所说的"鸡头米"其实就是中药"芡实"，因为芡实花外形与鸡头很像，所以南方人将它俗称为"鸡头"，而其所结果实就自然被称为"鸡头米"了。

芡实与祛湿

芡实用来祛湿，老百姓都很认可，很多文章也是这样写的，甚至有些文章言辞凿凿号称芡实是祛湿的第一佳品，真的是这样吗？

芡实祛湿偏于下焦，何为下焦？下焦疾病是指湿气太重引起的遗精、遗尿，或者妇女的白带增多等，这一类情况用芡实比较适合。如果湿邪在上焦，比如咳嗽、湿痰频多，或者胸闷不舒，这一类情况用芡实是效果不佳的。因为芡实的归经为脾、肾，并不入心、肺，而薏苡仁除了入脾、胃经，还入肺经，因此薏苡仁除了祛湿还可以治疗肺部疾患。所以薏苡仁可以治疗肺部疾病，而芡实不行。

此外，因为芡实收涩作用较强，所以有些情况不能随便使用。比如因男性前列腺增生造成的排尿困难、长期便秘的人，就非常不适合长期食用芡实，因为芡实会加重这一类病人的症状。

还有一点，脾胃虚弱、消化功能不良的人长期食用芡实，是会对脾胃功能造成损害的,因为芡实并不容易消化,这点大家是很容易忽视的。

 中医小知识总结

　　大家千万不要随便拿到一个药方就跑到医院里来要求医生开方,自以为拿到了灵丹妙药,其实很可能最终坑害的是自己。

　　电视节目也好,某音、某博也罢,这些文章、视频都不是为你一个人量身定做的,有些甚至只是为了赚取阅读量而七拼八凑的内容,大家没有专业知识很难分辨真假。

　　虽然有"民间偏方气死名医"的说法,但民间的"假方"远远地多于"真方",虽然我也认同偏方可治病,但就我数十年的从医经验来看,大部分病人拿的所谓"秘方",都是药不对症的。

　　芡实虽好,但也需用对地方,就如人参虽好,也不能天天当饭吃的道理是一样的,你说对吗?

第五章

中医养生妙招

70. 秋冬简易小膏方

一入金秋，天气转凉，正是保健进补的好季节。一年四季为什么偏偏要在冬季进补呢？因为根据中医的养生理论，认为"春夏秋冬"分别对应自然规律中的"生长收藏"，即春生、夏长、秋收、冬藏，冬天主蕴藏，所以根据四季的规律，在冬天进补是最有效率的时机。

每年进补膏方的人士都是在冬至以前先把膏方配好，然后等冬至到来的这一天开始服用膏方，现在随着经济水平的提高，膏方也是动辄 3 000～4 000 元的价格，如果是需要运用特殊名贵药材的膏方，价格更加是令人咋舌。对于有慢性疾病的人来说，服用膏方在冬季调养好身体后，来年身体肯定能更健硕，所以价格虽然昂贵，他们还是可以接受的。可是如果是普通人，特别是普通的老年人，身体较健康，没有特别的疾病缠身，只是想把身体保养得更好，也想吃膏方的话，这个价格可能就有点昂贵了。那有没有什么稍微"实惠"一点的方法，让普通人可以在冬天进补呢？答案是有的，下面我就来教大家"简易膏方"的做法和服用方法。

首先准备一些阿胶，最好是陈年的，不要用当年的（当年的阿胶偏热，服用后容易上火，陈年的阿胶就没有这个缺点），剂量为 300 克，将 300 克阿胶分成 3 份，每份 100 克。拿出 1 份阿胶放入大碗中，放入黄酒适量（黄酒是用来去除阿胶荤腥滋腻的副作用）浸泡 1 天，然后隔水蒸，可以适当用筷子搅动帮助融化，待阿胶完全融化变成胶状后，拿出放置到完全冷却，然后放入冰箱。另外 2 份阿胶先不用蒸，等到前一份阿胶吃完以后再蒸，防止过早蒸好保存不妥阿胶变质。准备以下中药：太子参 9 克，炒白术 9 克，白茯苓 9 克，甘草 6 克，陈皮 9 克，生黄芪 9 克，木香 5 克，黄精

9克,薏苡仁9克。找一个大点的养生壶,煮以上中药,这个药方的口味是微甜的。

每天用养生壶把上述中药煮开后倒出药水约200毫升,把冰箱里事先准备好的阿胶用干净的勺子挖出约10克(剩下的阿胶仍放在冰箱待明天再用),用热的药水将阿胶融化开,这样,一碗"简易膏方"就做好了。普通人每天喝1次即可,剩下的药水可以当茶水饮用。对于普通人,在冬至服用1个月后,来年春天体质能得到明显的增强。

简易膏方方法简单,特别适合退休在家、比较空闲的老年人们,既可以强身健体,又不需要花太大的代价,可谓"性价比高"。但是这里有几点需要注意的地方:① 有感冒、腹泻、咳嗽症状者,简易膏方需要停服,防止疾病迁延不愈。② 舌苔厚腻,经常口腔溃疡的人不要服用,因为膏方偏温热,不适合这类人群。这类人群想要服膏方是需要先服用"开路方"的,把身体的湿热清除以后才能进补。③ 如果老人有其他的小毛病,比如头痛、牙痛、湿疹、慢性腹泻等,上面的这个药方不能自行随意改动,需要找专业中医生调整,适不适合吃,需要听取医生的意见,以防把自己的身体越补越差哦。

71. 冬季养肺小贴士

有一次我在理发，发型师是一个年轻小伙子，在理发的时候我听到他不断地在干咳，声音不大，但是一直咳。我问他，你最近是不是感冒了？发型师说他最近没有感冒，也没有发热，就是近 2 周一直干咳，家里人帮他炖了冰糖雪梨，喝了几天也不见好。我看他的舌苔偏红，嘴唇干裂蜕皮，我告诉了他一个小药方，让他回家煮水喝。3 天后他发微信告诉我，干咳终于好了，问我为什么他自己吃冰糖雪梨没用，我的小药方却有效？我在这里就把道理和大家讲一讲。

咳嗽有很多原因，不仅仅是细菌感染导致的肺炎会引起咳嗽，比如这位发型师就是典型的"肺燥咳嗽"，他的特点是没有痰，咳嗽也不剧烈，但是发作时间却很久，往往吃药效果也不好。究其原因是肺脏在冬天容易受到干燥气候影响而造成咳嗽，因为肺脏需要湿润的环境濡养才能功能正常。如果肺部的水分减少，就如同家里的大门门轴没有机油了，开关门就会发出"吱呀呀"的声音，肺部没有"机油"了，就会出现干咳。我给他开的药方是：芦根 30 克、梨大小适中 1 个、百合 30 克，放在一起煮水喝，这是应季小药方，主要用于改善冬季的干咳。芦根是清热药，主要用于清肺热和胃热，因为芦根的药性十分平和，所以对于普通人比较适宜，一般菜场都能买到，干芦根和新鲜的芦根都可以，但是新鲜的效果最好。梨是大家都很熟悉的养肺佳品，但是这里有一点要注意，梨其实对胃寒的人是有影响的，因为梨的药性偏凉，所以脾胃功能不好的人用梨的量可以减半。百合是润肺主药，不同于前面 2 味药品只有润肺的效果，百合是有止咳效果的，因此，没有百合这个药方止咳的效果就不明显了，而且百合有安神

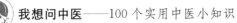

定志的作用,在冬季天气变化的时候,有些人会情绪波动比较明显,较容易烦躁,百合恰恰能在这方面起到很好的疗效。此3味药既是药材又是食材,以此组成的食疗方能治疗冬季咳嗽,就算没有咳嗽,在干燥的冬季对于肺的保健效果也是很好的。

这个药方相对于冰糖雪梨更适合冬天服用,止咳的效果也更明显。如果条件允许,各位喜欢养生的人士可以在冬季给肺加加"油"了。

72. "五红汤"的秘密

写这篇文章以前我犹豫了好久,因为写五红汤等同于挑战大部分人的常规认识。但是每次门诊都会有病人提问"我能不能喝五红汤",或者说"我正在喝五红汤",甚至连医院的一些同事都对五红汤能对抗放化疗引起的贫血深信不疑,这时候我才觉得真的需要说点什么了,不然五红汤的副作用对正常人影响不大,但对于正在做放化疗的肿瘤病人来说,可能真的误了不少人啊!

五红汤的起源

五红汤,因其 5 味食材都是红色而闻名,见名即可联想到血液,因此其补血的功效广为人知。但是为什么我们小时候没有听说过呢? 我大学毕业后也没有听说过,广为流传也是近几年的事。那么五红汤到底发明了多久呢? 我查阅了能找到的资料,五红汤最有可能第一次出现是在 2010 年的一档电视节目中,节目中介绍了一位乳腺癌的病人用五红汤对抗化疗副作用的故事,节目中主要介绍了五红汤提高白细胞水平的作用。根据我的考证,这应该是五红汤最早的起源了。

五红汤的配方

关于五红汤的组成其实网上一直有不同的版本,我列举如下。

2010 年电视节目:枸杞、红枣、红小豆、红皮的花生、红糖,但是节目中没有说 5 味药材的剂量。

2014 年网文:枸杞 20 粒,红枣 5 粒,红豆 20 粒,红皮花生米 20 粒,红糖2勺。写得挺详细,但是感觉20粒枸杞和20粒红豆是不是有点少呀?

2018年网文:红豆20克,红皮花生20克,枸杞10克,红枣6个,红糖20克,如果剂量正确的话,按照剂量来看,五红汤里起主要作用的应该是红皮花生和红豆,因为这两个药材的用量最大,而枸杞用量最小。

2019年网络主流说法:红皮花生50克,红豆50克,红枣30克,枸杞10克,红糖40克,对比2018年五红汤的剂量翻了1倍多。

看了4个主要版本的五红汤配方,5味药材都是一致的,但是剂量一直没有统一的说法。

比较有说服力的剂量,是我查到的一篇2015年发表的医学论文,其中就有更翔实的组成:枸杞子50克,大枣(去核)60克,红豆40克,花生红衣30克,红糖10克。论文中与网络上流传的配方最大的不同就是"花生"与"花生衣"。

各位读者,你们知道的五红汤是哪个配方呢?

枸杞子

枸杞子,著名药材,中老年人保健杯中的必备之品。枸杞子能明目是自古以来公认的,虽然中药书上记载枸杞子的功效为滋补肝肾,但是实际临床运用后会发现枸杞子其实"力薄",如果单用10克基本不会有什么感觉,所以一般都与其他滋补肝肾的药物一起配合运用。

至于枸杞子治疗贫血的效果,我查阅文献未见明确记载,就算有,也是其药方中有枸杞子一味组成而已,枸杞子本身的补血效果至少是没有强有力的证据。

我还要强调一下,目前我们熟知的枸杞子其实指的是宁夏枸杞,入药的都是宁夏枸杞,大家如果要明目那就不要买其他的枸杞子。而且宁夏枸杞可以明目,应当喝"红"枸杞子,"黑"枸杞子是没有明目作用的。

大枣

在我撰写这一篇文章之前,我的专业知识提示我五红汤中最可能有明确补血作用的应该就是大枣了,因为大枣的中医疗效是"补中益气,养血安神",养血,顾名思义就是补血呀!可令我大跌眼镜的是,关于大枣治疗贫血的论文几乎找不到,为数不多的论文中也只是用小鼠做的实验,真实人体的有效依据不足。目前,关于大枣的研究主要集中在提高免疫、抗肿瘤、抗疲劳等方面,对于治疗贫血的研究非常少。

所以,大枣的补血作用可能不如大家认为的这么强。至于大枣中含有铁元素,能改善缺铁性贫血的说法可能也不是很正确,因为大枣中的铁很难被人体吸收,大枣纠正贫血的效果可能不佳,对于大枣补血这个说法我个人是存疑的。近代较权威的《中华本草》也没有记载大枣能纠正贫血。

有人会说大枣在很多方剂中都有,特别是《伤寒论》的经方中,我认为在这些方剂中,大枣用于"顾护胃气,缓和药性"的情况更多一些。

红豆

红豆是五红汤里最"不靠谱"的一个药物组成,因为在电视中提到的是"红小豆",网上提到的是"红豆",论文中也说是"红豆"。我这里简单地说一下,红豆=相思豆,是有毒的,虽能入药,但是老百姓就不要碰它了。红小豆=赤小豆,是利水的,不能用于补血,而且长期服用对人体不利。没有证据表明红豆有补血的功效。

花生与花生衣

花生是我们生活中常见的食品,在中医的治疗体系中,花生一直不被认为是药物。在《神农本草经》《中药学》中均无记载,历代中医著名方剂中也没有用花生来作为药材的。那么花生到底有没有补血作用呢?

我经过查阅发现,花生衣是有止血作用的,而且对于提高血小板有一定作用。花生衣止血的效果比花生好,已经有花生衣的中药制剂用于治疗血友病、手术后出血等,而且花生衣对于血小板减少性的疾病有治疗作用。

有科学研究证实花生衣是有升血小板作用的。所以用五红汤保健无妨,如果要针对化疗后的骨髓抑制造成的血小板降低,花生衣的配方版本可能是最合适的。但是需要注意的是,花生衣并不提高白细胞、红细胞、血红蛋白的水平,其止血的作用强于升血小板的作用。

需要提醒大家,霉变的花生是强烈致癌的,所以一旦一锅汤里哪怕只有一颗霉变的花生,整锅汤都要倒掉,不能舍不得,切记切记!

红糖

红糖是家喻户晓的"妇女之友",月经腹痛喝点红糖水缓解疼痛是大家都知道的民间验方,坐月子的妈妈也会经常喝。不过与大家常规认为的不同,红糖并不补血,而且不适合长期喝。

《本草纲目》对红糖的记载是这样的:"沙糖,性温,殊于蔗浆,故不宜多食。与鱼、笋之类同食,皆不益人。今人每用为调和,徒取其适口,而不知阴受其害也。但其性能和脾缓肝,故治脾胃及泻肝药用为先导。"翻译成白话的意思就是,红糖性质偏温热,虽然甘甜可口,但是不能常吃,常吃会伤阴,因为脾胃喜欢温热的食物,所以红糖对于暖脾胃有好处。

既然红糖温热,那么本身体质偏热的人就不适合吃,长期食用红糖,口干、口腔溃疡、口苦、舌苔厚腻就逐渐出现了。

所以,五红汤的整体性质是偏热性的,阴虚、热性体质的人群是不适合长期服用的。

五红汤的"君臣佐使"组方原理

如果把五红汤当作一个正规的中药方剂的话,那么按照中医的理论我们来分析一下。

组成:枸杞子50克,大枣(去核)60克,红豆40克,花生红衣30克,红糖10克。

按照剂量的配比,大枣与枸杞子共为君药,红豆为臣,花生衣为佐,红糖为使。枸杞子补肝肾,大枣补脾胃,花生衣止血,红糖暖脾,但是红豆利水为主,与全方方义不符,全方温热有余,加上红豆利水,很容易使人上火。如果病人的体质为平和体质,吃此方会将人体阴阳体质转为热性,如果人的体质本身是阳虚还好,阴虚体质的就不妙了。

中药材中没有红豆,只有赤小豆。赤小豆以利水为主,无补血效果,食用赤豆也无补血效果,电视、网络、论文都以红豆与红小豆称呼,估计连赤小豆与赤豆都未分清。

除了花生衣有明确的升血小板作用外,其余诸药都无明确提高血象的作用,化疗造成的骨髓抑制顺序是这样的,白细胞最先出现问题,临床最为敏感,红细胞与血红蛋白计数下降的速度次之,血小板更次之。所以影响化疗能否进行的主要是白细胞水平,白细胞计数过低就不能进行化疗。血小板跌得慢,上升得也慢,5 味药材仅靠 1 味花生衣在起作用,而且只作用于血小板,这样的疗效是很难跟上 21 天 1 次的化疗的。

同时,不同的肿瘤会运用不同的化疗方案,比如：小细胞肺癌的 EP 方案、乳腺癌的 AC—T 方案、结直肠癌的 FOLFOX 方案、胰腺癌的 GP 方案,各方案对白细胞、红细胞、血小板的损伤程度有明显的差异。不同的化疗方案运用统一的五红汤,从临床实际情况来说也是不合适的。

此外,不要拿中医五行理论来套用,生搬硬套不是五行理论的本质。

五红汤的临床效果及禁忌

我从医 20 余年,目前年肿瘤科门诊量 2 万人次左右,加上住院病人,接触的病人也不算少了。五红汤对抗化疗的骨髓抑制效果的确有限,病人服用后白细胞计数依然还是下降。不过对于提升血小板,我遇到过真实有效的病例,分享给大家。

一位肿瘤病人是从其他医生转诊到我这边的,她有一个情况,就是她中药处方中的 30 克花生衣是不能减量的,如果减量,就会出现血小板计数降低,因为她服中药 4～5 年了,已经尝试过几次减量了,每次都会血小板计数下降。

第二位病人是非肿瘤的初诊病人,是一位有结缔组织疾病的病人,她有血小板减少症,她是长期服用五红汤来维持血小板计数的。有趣的是,她说吃花生衣没用,一定要吃带皮花生才有用。

我查阅了五红汤的相关文献,资料非常少,仅仅 3 篇,疗效确定的也主要集中在血小板方面,其余的都停留在理论上及小鼠实验上。基本与我临床遇到的情况相符合。

 中医小知识总结

　　五红汤对于化疗引起的白细胞计数、红细胞计数降低基本无效,对于血小板计数降低可能有效。正常人如果体质偏热,不宜吃五红汤,如果本身就有血小板增多或血黏度较高的人长期喝五红汤,还容易引起血栓。至于普通人到底是否能服用五红汤,仁者见仁,智者见智!

73. "五白汤"的秘密

　　有朋友咨询,有美白功效的"五白汤"靠不靠谱呢? 根据"五白汤"的配方,我觉得问题还是很大的,如果美女们都是喝这个方子来美白的,那我觉得还是要说一说的。

　　俗话说"一白遮百丑,一黑毁所有"。在这个靠颜值吃饭的时代,年轻貌美的女生都以皮肤白皙、吹弹欲破为标配,而天生皮肤略黑的美女们都为自己不够白而烦恼不已。一时间,只要有美白效果的化妆品都会热销。不过,因为时而会报出美白化妆品可能含汞量超标的负面新闻,追求白皙肌肤的女士们心中就总有一丝挥之不去的阴霾。但是对美的追求是执着的,因此化妆品不行,大家就把视线转到传统中医上来了。中药真的没有副作用吗? 五白汤真的可以美白吗?

　　五白汤的配方五花八门,我列举一下相对比较靠谱的配方:① 杏仁10 克,薏苡仁 10 克,白芍 5 克,白术 5 克,白茯苓 10 克,甘草 3 克。② 白芍、白术、白茯苓、怀山药、薏苡仁。③ 白芍 30 克,白蒺藜 12 克,白附子 9克,白僵蚕 9 克,白芷 9 克。

　　我先不评判这些药方的好坏真伪,我们先来看一下传统中医正宗的美白明星"七子美白膏"的故事。

　　相传在元代,张贵妃入宫时曾深得元帝宠爱。但后宫佳丽如云,随时间消长,就渐渐被冷落深宫,终日难见君王面。一日,元帝游园,遥见一肤白胜雪、容颜娇好的美人在林中轻盈微步,忙召至驾前仔细打量,发现竟是久未谋面的张贵妃。此时的张贵妃巧施粉黛,面色光悦,肤若凝脂,艳胜天仙。元帝瞧得目瞪口呆,遂细问缘故,张贵妃娓娓道出奥秘。她以七味能美白肌肤,且名中带白的珍奇中草药捣碎为末,配制成丸,于瓷器中磨汁涂面,达成美白滋养、嫩面防皱之效。元帝听后龙颜大悦,命后宫嫔妃从此均遵照此方养颜白肤。张贵妃再次喜获元帝宠爱,而那个验方则被收入《御药院方》流传后世,定名"七白膏"。

这个故事转自网上的某词条,故事情节让美女们看得很励志。这个故事是不是真的我无法判断,而这个词条的内容肯定是有误的,因为根据其记述,此方出自《太平圣惠方》,元代的七白膏记载在宋代的《太平圣惠方》,明显时间错乱了。

该词条虽然写错了时代,不过药方却是正确的。七白膏:香白芷、白蔹、白术各10份,白及5份,细辛、白附子、白茯苓各3份。将以上各药物研成细末后,用鸡蛋清调成如弹子大小的小丸,阴干。每天晚上睡前用本品温水化开涂面。这是古法的制作方法。这里要千万注意,这个方子是外用的,不是内服的。① 杏仁10克,薏苡仁10克,白芍5克,白术5克,白茯苓10克,甘草3克。② 白芍、白术、白茯苓、怀山药、薏苡仁。这2个方子内服是可以的,至于有没有美白效果我不敢说。至少我多年门诊开方,这些也是常用药物,没见哪个病人从肤黑如炭变成白皙如雪了(的确有可以美白的中药内服的,不过不是这几味药,而且要看具体体质情况,不可随便使用)。

至于③ 白芍30克,白蒺藜12克,白附子9克,白僵蚕9克,白芷9克,千万别长期内服,这个方子中的白附子是有毒的,过量服用会造成口舌麻辣,喉头水肿,继而出现昏迷。

现代人生活节奏较快,没那么多时间制作膏丹,所以我改良了"七白膏"配方,称为"七子白",便于大家使用。

"七子白"配方:白术、白芷、白及、白蔹、白芍、白茯苓、白僵蚕、珍珠粉。如果对白僵蚕过敏,就用珍珠粉替换。将此8味药研成细粉,用蜂蜜、蛋清、牛奶三选一调匀外敷于需要美白的皮肤上20分钟,20分钟后取下冲洗干净即可。我临床运用此方时,曾有人出现过敏反应,所以大家别盲目使用,我这里把七子白写出来是为了大家不要被"五白汤"忽悠了。

　　五白汤的配方中如果没有白附子，是可以服用的，至于有没有效果不好说。有白附子的配方最好不要吃。

　　部分人用了"七子白"后确实是有效的，但大家使用时还是要小心，毕竟是往脸上抹的，出了问题可不好。

　　最后提醒大家，不要为了美而盲目进补哦！

74."秋乏"的应对之法

　　秋季是四季中收获的季节,天气凉爽,气温适宜,按理说"秋高气爽",应该人人觉得"精神抖擞"才对,但是有人却觉得"秋天困乏",哈欠连天,精神倦怠,做事提不起精神,就算睡眠充足也改善不了疲劳感,每每有亲朋好友询问有何应对之法。今天我就来聊一聊"秋乏"以及应对之法!

　　秋乏常见于体质较弱的人群,比如说喜欢减肥的体弱女性和老年人。

　　老年人的秋乏:老年人体质虚弱,在夏天反而受不起空调的低温,一部分老年人整个夏天是不开空调的。夏日炎热,老年人汗出得比较多,中医有一句术语"气随汗脱",与大家习惯上理解的不同,中医认为大量的出汗可不是给身体"排毒"哦!大量出汗其实是损耗人体的"正气",这点在年轻人身上不明显,因为年轻人本来就"气盛",但是对于老年人来说,一个夏天的出汗消耗是对身体不小的负担,这类老年人到了秋天,天气不炎热了,反而就出现"秋乏"的症状,究其主要原因是气阴耗伤过多。对于这种情况可以用一个简单的中药方煎茶代替日常饮水来改善秋乏的情况。

　　方用生脉散:党参 9 克,麦冬 9 克,五味子 5 克。党参补气,麦冬养阴,五味子收敛止汗,既补充了夏天损耗的正气,又防止气血耗散,一补一收,将夏天的损失补回来,秋乏自然就会改善了。

　　需要注意的是,有胃病,经常胃痛、胃胀不适的人群不适宜饮用生脉散,这类病人需要根据具体情况改变处方,既要把秋乏治疗好,又不能对脾胃造成不良影响。

　　年轻人的秋乏:第二类就是年轻人,特别是体弱的女性。因为年轻人整个夏天都会"躲"在空调的"庇护"下,与过去相比,现在的年轻人一个夏天都较少出汗了。但是到了秋天,她们同样也会出现"秋乏"的情况,如果按照老年人的那套理论就解释不通了,年轻人在空调房里都没怎么出汗,为何会"秋乏"呢?

其实问题就出在没有出汗上。人生活在这个天地中,理应遵循这个天地的规律,春夏秋冬,日出日落。但是因为空调的普及,造成我们"躲"过了四季中的一季——夏季。不出汗是舒服了,但是身体就"给你颜色"看了,因为空调抑制了身体中的"阳气"。

阳气是什么? 简单地说,阳气就是提供人体热量和运动能力的能量物质。在夏天,阳气因为空调的长时间低温被遏制了,在秋天需要发挥作用的时候只能"请病假了",况且秋天肃杀之气纵横于天地,阳气本来就容易被抑制,两个因素叠加在一起,阳气就更受伤了! 这时候年轻人的秋乏往往表现出手脚冷,明明天气还挺炎热的却反而不怕热了,手脚没有到冬天就开始变凉了。要改善这种情况可不能用生脉散,不然问题会越来越严重哦!

那么怕冷的"秋乏"年轻人用什么方子呢? 答案是用"四逆散加减"。四逆散由柴胡、枳实、芍药、甘草四味药组成。为什么有"加减"? 因为每个人的体质不同,用药也不同,没有一个统一的标准。而且不同于老年人用来煎茶代水,这个处方是需要煮药喝的。

四逆散是《伤寒论》中的名方,"四逆者,乃手足不温也",方名取"四逆",自然能改善手足怕冷的情况。本方能疏导被郁结于体内的阳气,使阳气能顺利地通行于躯干,特别是四肢。阳气一通,手足自然转温,人的精神得到阳气的资助,"秋乏"自然迎刃而解。

 中医小知识总结

秋乏是身体的一个强烈"信号",提示人体处于不正常的虚弱状态,如果不积极改善秋乏,"睡不醒的冬三月"肯定接踵而至。

老年人退休了可能还算好,年轻人工作压力那么大,天天总是没精神,可是要了命了。虽然都表现为秋乏,但是年轻人与老年人的病因与治疗方法是不相同的,年轻人千万别一乏力就去吃西洋参哦!阳气出问题的年轻人吃西洋参,症状可是会越来越重的。对症下药才是改善秋乏的正确之法!

75. 出汗太多怎么办

中医门诊实录

"朱医生,我最近要么不动,一动就大汗淋漓。有时候甚至坐着不动也会冒汗,你说该怎么办?"病人问。

这是我们门诊常遇到的病人问题,梅雨季节空气潮湿,气压低,很多人都会出现闷热汗出的情况,严重的人就会出汗不止,大到老人,小到孩童,都有这样的情况。我最近门诊也是频频遇到原来好好的病人突然出现"大汗"的情况,治疗上虽然不是很棘手,但是不胜其烦,因为有些病人若是用了止汗药,会和他原有的治疗方案冲突,所以只能暂停原有治疗,先止汗,影响了病人的治疗疗程。

为了不让大家的治疗受到影响,我介绍几个小偏方。这些偏方简单易行,而且没有副作用,大家可以在家中一试,如果汗能止住,就不用中断治疗了。

太子参

第一个小偏方是治疗小儿虚汗的,其实就一味药——太子参。太子参有 2 种,解放前将个头较小的东北人参称为太子参,解放后逐渐不再用这个称谓,这种太子参不是我们需要的。第二种是南方江浙地区所用的太子参,它是石竹科药材,与东北人参不是一类植物,上海地区也称为"孩儿参",这是解放之后才被广泛使用的药材,临床多用于小儿虚汗不止。

用法是太子参5～9克煎汤口服,一日2次。太子参在止汗的同时有健脾开胃的作用,所以汗出不止且胃口不好的小孩子可以试一试。太子参药性平和,一般情况下不会有较大的副作用。

桑叶

第二个偏方适用于大人和老年人,也是单药一味,即桑叶。与太子参煎煮服药不同,桑叶止汗的服用方法稍有特别,需将干桑叶60克磨成细粉,每日睡前服用6克,并且用米汤送服。

桑叶治疗出汗最早在《神农本草经》中就有记载,在宋代的《太平圣惠方》以及现代医籍多有记载,只是中医药相关的教材上并未记载,所以导致很多专业人士也不甚了解。

 中医小知识总结

对于出汗过多,西医基本无明确的诊断标准与治疗方法,所以如果病人一味在西医求治,最终的疗效可能不佳。

中医自古就有"出汗门",此处的"门"是指类别,古人针对出汗过多或者盗汗专门开辟一个门类在医书上记载治疗的医方,所以中医治疗出汗经验丰富是自古有之。

太子参、桑叶都是药性平和的药材,就算无效也不会有太大的副作用,所以如果不能来医院就诊,但是有出汗困扰的人,可以试一试。

这里强调一下,如果服用1周止汗无效,那还是要到医院来做正规的诊断治疗,有些出汗是比较难治疗的,但是总有办法可以改善。

76. 春季多梦怎么办

"朱医生,我最近晚上梦做得太多了,只要一闭眼就开始做梦,一直到早上做梦也不会停,第二天精神实在是不好。本来我想想算了,但是这几天每天早上 4:00 准时醒,这该怎么办呀?"病人问。

"这种情况是不是从春节前开始的?"我问。

"对的,就今年开始,去年好像没这么明显,不知道什么原因,朱医生,你帮我想想办法。"病人说。

"你是今天和我说早上 4:00 醒,晚上梦多的第 10 个病人了,前面有 9 个病人和你说的一模一样,我知道了,我有办法的。"我说。

"有这么多人和我一样啊?"病人问。

"嗯,今年的多梦主要是由于季节气候的原因。"我回答。

春季为何多梦

春季对应中医五行的"木",为一年的阳气开始升发的季节,皮肤不好的人在春季容易出现过敏,情绪有问题的人在春季也特别容易发病,这与春季的气候变化特点有关系。

中医重视"天人合一",春季气候变化剧烈,如果体质欠佳,不能及时跟上气候的变化,身体就很容易出现这样那样的问题。加上今年(2021年)的五运六气在 3 月份正值主气与客气均为"厥阴风木",气候对于肝的

215

不利影响加重,因此也会造成失眠与情绪上的诸多问题出现。

一味单药显神通

如果被梦多困扰,但又没时间去医院的年轻人,没有其他慢性疾病的健康人可以试试治疗多梦专药"琥珀粉"。老年人也可以服用,不过需要让医生看过之后才能服用,因为老年人慢性病多,可能会有不适合服用的情况。

琥珀粉,就是琥珀碾成的粉末。琥珀是松脂掩埋在地下千万年,在压力和热力的作用下形成。中医自古就用琥珀来安五脏、定魂魄,现代用来镇静安神,具体来说就是可以治疗心神不宁、心悸失眠,甚至癫痫。因为琥珀的镇静作用比较强,因此也被用来治疗夜游症、心律失常等。

琥珀粉虽然是中药,但不是用水煎服的,也就是说不能用水煮,而是直接吞服的。这里就涉及一个如何服用的问题。

因为琥珀粉不溶解于水,因此无法用水化开后服用,只能生吞,不过很多病人吞粉的技巧不过关,很容易被呛到,因为琥珀粉的颗粒很细。所以我推荐的方法是,将琥珀粉和稠厚的食物拌在一起后服用,如藕粉、葛根粉、酸奶(有一部分医生嘱咐不能喝奶制品的病人除外)、粥等。每个人可以根据自己的喜好,我自己是用芝麻核桃粉放一点点水拌匀后吃的,大家可以参考。

每天睡前服用 3 克琥珀粉,可以起到安神、减少做梦的效果。

琥珀粉其实另有妙用

中药一般很少只有单一功效的,一味中药有多种功效反而是常态,琥珀粉也不例外。琥珀粉除了能安神之外,还能利尿和活血散瘀,因此如果男性有前列腺肥大、排尿困难、同时伴有多梦的,一味琥珀粉倒是一药两用,物尽所用。女性如果有因气滞血瘀引起的痛经伴有多梦,同样也可用琥珀粉同时治疗。还有一类多梦病人患有慢性膀胱炎,排尿艰涩伴疼痛的,也可以服用琥珀粉。

中医小知识总结

2021年春天出现"多梦",通俗来说属于气候变化引起,体质弱的人容易发生多梦早醒,从专业角度来说属于厥阴风木主客气同时加临,肝的疏泄功能受到抑制,造成多梦不寐。所以无需过分担心,因为是季节气候引起,所以过了这一段时间,就算不用药,多梦也会自然好转。

如果实在被多梦困扰,可以临睡前服用3克琥珀粉,生吞需要技巧,建议与稠厚的食物搅拌均匀一起服用。

如果恰巧同时伴有前列腺增生,或痛经,或膀胱炎等情况,可以用琥珀粉一味药解决多个问题(请在专业医生的指导下服药)。

77. 生姜能治斑秃吗

2021 年的贺岁档电影异常多彩，大片云集，《你好，李焕英》是我很喜爱的一部电影。片中有一段关于一位女排球队员"一夜斑秃"的桥段。影片中贾玲提着一袋生姜来给斑秃队员治病，队员的母亲说"偏方"用过了效果不佳，随后主角想了另外一个方法暂时解决了斑秃的问题。其实，生姜治疗斑秃并不是"偏方"，它被明确地记载于《中医外科学》教材中，是斑秃中医外治法的一种。

斑秃，中医称为"油风"，俗称"鬼剃头"，因为我在门诊治疗脱发、斑秃、落发过多的病人不少，因此对于生姜治疗斑秃是有临床经验的。对于斑秃病人，我在开具内服药方之后，会让病人回家后将生姜榨汁装于小罐中，每天拿棉球或者棉签涂擦在脱发部位，一般 1~2 周就可痊愈。

西医学治疗斑秃，口服激素是最常用的手段，但是激素的副作用比较大，而且也不一定有很好的效果。大部分的情况是，男同志也就不当一回事了，女同志用长发遮盖了事，所以当我无意间发现病人有斑秃的问题，这一类斑秃多为年代久远，新发的反而很少。但是，就算是病人自己已经放弃的多年斑秃问题，中医用药治愈也是十拿九稳的事。生姜汁外用是非常有效的辅助手段，大家可千万别把生姜不当药啊！

 中医小知识总结

斑秃的原因比较复杂，生姜外用是配合内服用药的一个辅助手段,如果你曾经用过,但疗效不佳,则需要及时就医,让医生来拟定治疗方案。

生姜不能解决"脱发"和"掉发多"的问题,如果要解决这两种情况,需要去正规医院就诊,越早治疗效果越快,拖得越久治疗难度越高。

第六章

肿瘤中医就诊误区

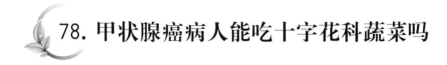

78. 甲状腺癌病人能吃十字花科蔬菜吗

甲状腺癌病人经常会问我："朱医生，我们得了甲状腺癌的人是不是不能吃萝卜、西兰花、卷心菜啊？听说这些蔬菜属于十字花科，我们甲状腺不好的病人不能吃的，吃了会肿瘤复发的。"对于这样的问题我每次都耐心给病人解释清楚，但还是有许多病人对此不了解，所以我详细解释一下这个问题。

我们身边常见的十字花科蔬菜有：萝卜、白菜、西兰花、卷心菜等。甲状腺癌病人不能吃十字花科蔬菜这个说法是从何而来呢？我仔细地查阅了资料，发现这个说法的理论是这样的。十字花科蔬菜在特定的条件下会产生"硫氰酸盐"，此物质会造成甲状腺肿大，由此产生了甲状腺癌病人不能吃十字花科蔬菜的说法。但是理论和实际有时是不相符合的，硫氰酸盐要致病是有条件的：① 每天都要吃 1 000 克（即 2 斤）的十字花科蔬菜。② 低碘地区，长期吃不到海鲜（上海不是低碘地区）。③ 大量吸烟。④ 吃十字花科蔬菜，同时立刻食用苹果、梨、葡萄。

只有同时满足 3 个以上条件的病人才需要注意不能吃十字花科蔬菜。在现实生活中，能同时满足 3 个条件的情况的概率是非常小的。而且十字花科是"抗癌能手"：十字花科蔬菜其实有很强的抗肿瘤作用，流行病学表明，西兰花、卷心菜有很强的抗肿瘤作用，对肺癌、结肠癌、乳腺癌有明确的预防作用。

但是确实有一部分的甲状腺癌病人需要忌口十字花科蔬菜：① 仍然在吸烟的病人，特别是大量吸烟。② 碘 131 治疗前的病人。③ 合并甲状腺炎的病人。除此之外的病人是可以适量食用的。

由于十字花科的蔬菜涉及面比较广泛,而且主要是以蔬菜为主,因此完全把十字花科排除在甲状腺癌病人食谱之外是对病人有不利影响的,长此以往反而会造成营养缺失、免疫力下降。因此只有在特定的情况下,病人需要忌口十字花科蔬菜,其他绝大部分情况下十字花科蔬菜都是甲状腺癌病人的优质蔬菜。

79. 甲状腺癌与海藻

中医门诊实录

"朱医生,你怎么在我的中药里加了海藻? 我是甲状腺癌术后的,不是都说甲状腺出问题是不能食用海藻的吗?"病人问。

"我就是用海藻来治疗你的甲状腺肿瘤的,同时你有乳腺结节,海藻能同时治疗这两个问题,是一举两得的良药。"我说。

"但是网上都说甲状腺有问题是不能进食碘的,海藻的含碘量很高,这对我没有影响吗?"病人不是很相信我的说法。

"你确定你搞懂了碘和海藻的关系了吗?"我问道,"我来解释一下你就明白了。"

碘和甲状腺肿瘤

甲状腺肿瘤的发病原因就目前医学研究而言很难得出明确的结论,也就是说发病原因不明确。1996 年我国开始实行食盐碘化,随后发现甲状腺疾病开始增多,有研究者提出因食盐中加碘造成了甲状腺癌。但是中国疾病预防控制中心调查显示,甲状腺癌的确近年来呈明显上升趋势,但与摄碘量的高低并无直接对应关系,因此高碘导致甲状腺癌的推论目前来说并不成立。

以日本为例,日本人的日常饮食中含有大量的海产品,他们每天摄入的碘是国际卫生组织规定标准的 6～15 倍,但日本的甲状腺癌发病率并无成倍增长，相反，前列腺癌和乳腺癌的发病率是发达国家中最低的。

所以就目前研究表明，碘摄入和甲状腺肿瘤的关系并不明确，科学研究也没有得出肯定的结论。但是碘和一部分甲状腺疾病是有关联的，如"甲状腺功能亢进"和"甲状腺炎"，这点大家不要混淆了。

无机碘和中药碘

中药汤剂中包含了蛋白质、糖类、无机盐、甘露醇等较多复杂成分，在中药煎煮的过程中也有一系列化学反应产生，所以单纯的碘和中药汤剂中的碘还是有很大区别的。中医治疗甲状腺癌并不是单纯依靠一味药物来进行治疗，这里有中药的配伍方法，所以并不能将中药含碘等同于无机碘来判断对疾病的影响。

海藻玉壶汤

其实，甲状腺癌自古以来就存在，并不是现代社会特有的疾病。在没有西医学的古代，病人得了这个病都是怎么治疗的呢？

我粗略地统计了一下，《肘后备急方》《备急千金要方》《外台秘要》《儒门事亲》《外科正宗》等多部医书中治疗甲状腺疾病的方剂共有 60 余首，基本都包括海藻和昆布，特别是《备急千金要方》中提到海藻、昆布、海蛤、龙胆等可以治疗"石瘿"，即甲状腺癌。所以，中医治疗甲状腺疾病反而需要使用含碘的药材。

海藻玉壶汤是当代运用最为广泛的治疗甲状腺肿瘤、甲状腺结节的方剂，现代众多研究都是围绕着海藻玉壶汤而展开的，大部分研究都得出了相似的结论，此方不仅对恶性肿瘤有抑制作用，并且对甲状腺有保护作用。此外，还有研究发现海藻玉壶汤对于胸腺淋巴瘤也有很好的抑制作用。

有人会说，为了避免风险，我们把海藻玉壶汤的海藻、昆布去掉，留下其他药物，不是也能达到治疗的目的吗？这样就不会有碘摄入的风险。其实这个问题已经有研究者研究过了，把海藻、昆布去掉后，这个药方的治疗效果就消失了,所以中医还是很值得深入研究的。

 中医小知识总结

很多病人望"海"生畏,但在治疗甲状腺肿瘤、甲状腺结节的方剂中如果出现海藻是正常的,并非医生开错药,而是治疗的需要。因为海藻并非孤立地用药,而是需要与更多药物配合一起使用才能发挥药效。

中药海藻与食品海藻是同一类别,而昆布即是海带。目前没有明确的证据表明这一类食物会导致甲状腺癌和甲状腺结节的发生,所以偶尔少量食用也是可以的。

最后还是要提醒一下,其他甲状腺疾病需要在医生的指导下安排进食宜忌,不可糊里糊涂地以讹传讹。

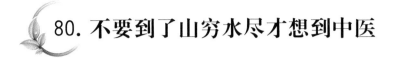

80. 不要到了山穷水尽才想到中医

肿瘤病人应该什么时候开始吃中药？等所有的西医治疗结束了再吃中药？真的是这样吗？我来给大家讲一个真实的故事。

病人是一位无法手术的小细胞肺癌患者，由于这种肺癌的特殊性，治疗上需要不间断地进行化疗，一旦化疗停止，肿瘤就无法得到控制。这位病人在得病的最初就来我这里就诊，我对于他后续的放疗方案及化疗方案都了然于胸，所以我针对放化疗的副作用为他开方调理身体，希望病人能最大限度地减轻西医西药的副作用，使病人的贫血出现的时间和程度都尽量减轻到最小。可是在很长的一段时间里病人再也没有出现。4个月后，病人家属再次找到我，告诉我病人贫血已经很严重了，白细胞、红细胞的数值都已经很低了，西医医院告知病人已无法进一步化疗，病人的身体条件已经达到了极限。病人家属问我怎么办？我说其实化疗期间不需要中断中医治疗的，我没有开有毒副作用的中药，我开的都是预防贫血、增强体质的药啊。

病人家属也很无奈地说，西医医生让病人不能进行任何中医的治疗，病人很听话，所以就把所有的中药停用了。现在西医没有办法了，所以叫我们来找中医调理一下看看。我让病人家属先不要担心，我尽量想办法，先把病人带来医院让我看一下。

第二天，病人来到我面前，只见病人面色苍白，没有一点血色，我根据情况开了养血补气加上理气开胃的中药，再配合阿胶冲服。病人拿着方子问我："朱医生，你方子里怎么一个抗肿瘤中药也没有？"我笑着说："得了肿瘤的病人就像在打仗，肿瘤是城外的敌人，自身的体质就是守城的军队。你前一阵子在做化疗，就像扔下一颗原子弹，在杀敌的同时，把自己的军队也杀掉了，真的是'杀敌一千，自损八百'。现在我开的中药是给你补充自己的军队，光杀敌没有军队守城又有何用？等你把城里的军队养足了，到时候做什么治疗身体都能承受了。"病人听后欣然接受了。经过了1个多月的调理，病人的贫血情况得到了改善，于是在西医医生那里又可以做化疗了，在调整了化疗剂量和周期后，现在肿瘤控制得比较理想。

　　不光是老百姓，就算是西医医生都对于中医治疗肿瘤也有误解，认为中医只会开很多"以毒攻毒"的中药抗肿瘤，最后把病人的肝肾功能都搞坏了，以致病人化疗也做不成了。其实正规的中医肿瘤科医生会根据病人不同阶段的治疗特点运用不同的治疗手段，比如在病人化疗期间以减轻化疗的副作用为主，中医可根据不同的情况采取不同的治疗方案抗肿瘤，真正地做到中医＋西医实现 $1+1>2$ 的效果。

81. 化疗与中医"水火不容"吗

中医门诊实录

"朱医生,你好呀! 我是你的老病人介绍来找你看病的。我半年前做的手术,现在化疗最后一次结束了,就来找你吃中药调理了。"门诊来了一位新病人。

"好的,请问你哪里不舒服? 目前你想要我解决身体的什么问题呢?"我问道。

"朱医生,我化疗的时候白细胞数值特别低,每次化疗前都要靠打针才能让白细胞数值上升。现在化疗结束了,我的白细胞也只有3 000($3×10^9$/L)左右,人觉得没力气,打针的时候骨头酸痛得很厉害,现在没打针时痛得那么厉害,但是有时候也会痛。我的血小板也低,而且升不上来。朱医生,你看看能有办法吗?"病人一口气说了好多。

"我知道了,但是我想问一下,你的白细胞低,血小板也低,为什么不早点来看中医呢? 中医升白效果不错的,升血小板也有特效的方子,如果你早点来,那不是可以少打点针吗?"我问道。

"啊? 我不知道呀! 化疗医生不让我来看中医,说化疗期间不能吃中药,所以我才没敢来。"病人说。

"哦! 那没关系,来了就好,我帮你想办法解决,问题不大的。"我笑着说。

这一类情况在门诊常有发生,为什么化疗期间西医不让病人喝中药呢?我觉得这是医生出于对病人治疗上的考虑。因为化疗是有禁忌证的,如果肝功能、肾功能出现异常就不能化疗,会有一部分病人因为服用了不合适的中药后,出现了肝肾功能异常,最后导致无法化疗。所以大部分的医生都反对病人在化疗期间服用中药。

临床上会出现此类情况,是因为一部分的中医医生对化疗不甚了解,所以在治疗肿瘤病人时都以固有的思路开方用药,常规治疗肿瘤的药方中抗肿瘤中药比较多,因此会有增加病人肝脏负担的情况。病人一边在化疗,一边还在中药抗肿瘤,如果病人本身体质较差,就容易出现肝肾功能异常的情况。这也是为什么西医不让化疗病人喝中药的原因。

但是任何事情都有两面性,化疗本身就会造成肝肾功能损害,就算没有服用中药也会出现肝肾功能异常。而且化疗最常见的副作用是骨髓抑制,所谓骨髓抑制就是白细胞、中性粒细胞、红细胞、血红蛋白、血小板等降低的情况,如果这些血液细胞降低到一定程度,化疗就不能进行。而中医却恰恰能解决一部分这类问题。

我在中医医院肿瘤科工作 20 余年了,中医肿瘤科的病人也要做化疗的,肿瘤科病房的医生都是经过正规化疗资质培训的,所以我们对化疗的毒副作用、中医的治疗禁忌一清二楚。在这种情况下,我们的化疗病人都是配合中药治疗的,大部分情况下病人出现的副作用比单纯化疗的要小。那是为什么呢?因为在化疗期间我开出的处方是提高病人体质,以提升白细胞、血红蛋白、血小板计数为主,并不用中药抗肿瘤药,病人已经在化疗了,再用中药抗肿瘤,等于病人体内同时有两种药物副作用在损害机体,那是不合理的。这时的中药是以配合化疗、降低化疗副作用为主要任务的,病人的白细胞数值正常就能继续化疗,治疗就不会中断,疗效也能得到保证。

如果上面这位病人在化疗期间服用适宜的中药,可能他因化疗引起的毒副作用程度就会减轻,对机体受到的损害也会减少。虽然化疗后中医也能帮助恢复调理身体,但效果会比"化疗""中医"同时治疗来得差。

这是因为治疗时机的关系。打个比方,一扇窗松动了,其实就是合页螺丝松了,早点修理,把螺丝拧紧,很容易把窗修好,但是一旦窗掉到地上,玻璃都摔碎了,再要修理起来就费时费力了。中医治疗需要用巧劲,而不是用蛮力,时机很重要。

 中医小知识总结

化疗与中医并不是水火不容的,只是需要分清哪个阶段谁是"主角"谁是"配角"就行了。

化疗期间,化疗是"主角",中医是"配角",中医主要辅助化疗发挥作用,并且减轻化疗的副作用。

化疗结束后,"主角"退场,"配角"华丽转身变"主角",中医担任后续工作。一方面,提高病人体质,清除化疗造成的副作用;另一方面,开始适量增加抗肿瘤药物,以保住化疗取得的胜利果实,预防肿瘤复发。

只要医生懂得"主次"关系,不要喧宾夺主,对于病人来说,化疗＋中医是 1＋1＞2 的理想抗肿瘤模式。

82. 中医能解决化疗的哪些副作用

随着医疗技术的快速发展,越来越多的肿瘤病人能够得到手术的根治治疗。但是由于肿瘤有易于复发的特点,所以在手术以后,根据手术病理分期,大部分的病人需要进行术后辅助化疗。术后辅助化疗能有效减少病人肿瘤复发的概率,但是其巨大的副作用,深深困扰着病人。化疗后吃不下饭、没力气、恶心、呕吐、白细胞数值下降、贫血等副作用不可避免。我在多年的临床工作中遇见非常多的病人因为不能忍受化疗的副作用而自己放弃了化疗。而且由于西医医生很少会推荐病人在化疗期间服用中药来调理身体,甚至有些医生是禁止病人服用中药的,所以病人的理解是这样的:就算是需要中医调理,也要等到西医的治疗都结束了再吃中药。但是事实恰恰相反,对于化疗引起的大多数副作用,中医都有很好的解决办法。

没力气是病人最常出现的情况之一,中医认为经过手术和化疗,人体的正气受了损伤,需要运用中药固本培元,健脾益气,可采用人参、黄芪等补气佳品配合健脾理气的中药来改善化疗病人的乏力情况。

口干是鼻咽癌放疗病人最常出现的症状,放疗后病人会出现一点唾液也没有的症状。我根据病人的体质辨证施治,同时配合滋养肺阴、增加唾液的中药,可使病人口干的情况得到改善。根据临床经验,往往放疗的同时或者放疗结束后立即来调理的病人效果立竿见影,时间拖得久的病人起效会慢一些,花的时间会更多一些。但是相比西医,中医确实能改善病人的口腔干燥、隐痛等诸多不适。

此外,对于化疗后没有胃口、白细胞数值下降后的全身酸痛、肝功能异常、化疗后手足麻木伴感觉障碍、乳腺癌病人手术以后的患侧手臂严重浮肿、肠癌病人手术放化疗以后的大便次数增多、靶向药物服用后的严重皮疹、手足开裂等各种各样的副作用,中医都有相应的办法来解决或者改善。

 中医小知识总结

中医最主要的思想是调理人体阴阳,不单单是杀灭肿瘤,而是先要把人体的功能恢复到正常,配合放化疗增加抗肿瘤的疗效,并防止放化疗巨大的副作用导致的治疗中断。与此同时,还能和放化疗一起协同作用增强抗肿瘤的疗效。

因此,放化疗期间应该同时配合中医中药的治疗,既能减少放化疗的副作用,又能增强疗效,让病人能早日恢复正常的工作和生活。

83. 豆制品与乳腺癌

多食用豆制品是否能预防乳腺癌,是广大乳腺癌病人在生活中的一个常见问题。根据最著名的"人家说"认为,乳腺癌病人多食用豆制品有利于预防乳腺癌复发。事实真的如此吗?让我们来科学地研究一下这个问题。

对于大豆能预防乳腺癌的报道很多,其中最著名的是美国癌症研究院发表的一项研究。此机构全面回顾了 2012 年的最新研究并指出:食用大豆制品不仅是安全的,而且大豆食品中还包含人体所需的必要营养素和一些防癌的植物成分。大豆中对于人防癌有益的主要成分是大豆异黄酮,大豆异黄酮作为一种植物雌激素存在于大豆制品中,大豆异黄酮与人体雌激素有相似的生物活性物质,普遍认为其有双向调节雌激素的作用。对于大豆异黄酮抗乳腺癌的机制主要为:雌激素作用和抗雌激素作用。植物雌激素可以和内源性雌激素竞争雌激素受体,从而减少内源性雌激素。而雌激素水平长期过高是诱发乳腺癌的主要因素之一。这从理论上阐述了大豆预防乳腺癌的机制。理论上是这样,但实际上真的是这样吗?

人类的临床研究并没有一边倒地证实大豆具有预防乳腺癌的作用。一项针对上海 117 例绝经后妇女的研究发现,大豆异黄酮能预防乳腺癌的发生。可是另一项为期 2 年的在美国加州教师中开展的大规模研究调查,并没有发现多食用豆制品能够减少乳腺癌发病率。一项针对日本 40～59 岁妇女的研究显示,提高大豆异黄酮的摄入量可以起到预防作用。另一项对于英国 45～70 岁的绝经前和绝经后妇女的研究发现,提高了大豆异黄酮水平反而增加了罹患乳腺癌的风险。另有研究表明,随着豆制品加工程度的增加，大豆异黄酮纯度增加，对于肿瘤的刺激作用就越来越明显。研究显示大剂量的大豆异黄酮可能有促癌作用。以上的文献均出自权威的科学期刊，可信度很高。

针对人类的研究有众多矛盾之处，在细胞、动物等其他领域也得到了许多结论相反的研究结果。因此，虽然有一部分研究显示多食用大豆制品可以预防乳腺癌，但目前还没有可靠的临床研究能证实，相反还有很多关于大豆制品促进肿瘤生长的报道。因此，在没有明确肯定大豆对于乳腺癌具有预防作用以前，我们应该理性地对待大量食用豆制品的问题。目前比较科学的方法就是以正常的饮食习惯对待豆制品，无需大量食用，因为大豆抗癌的作用还没有真正明确。

84. 牛奶与乳腺癌

一天，一位乳腺癌病人在门诊和我讨论得面红耳赤，我花了很长时间进行解释，仍然无法完全说服她，到底是什么问题让我和她争论了那么久呢？其实很简单，就是"乳腺癌病人是否可以每天喝牛奶"。由于这位病人已经过了更年期，且有比较严重的骨质疏松，加之长期服用乳腺癌内分泌药物会加剧骨质疏松，她固执地认定一定要靠牛奶来补充钙质，改善骨质疏松。门诊病人比较多，时间有限，我实在没有充足的时间和这位病人解释清楚，回家后我回想起来不能释怀。由于她的情况在临床上并不少见，很多病人都不清楚为什么乳腺癌病人不能长期喝牛奶，所以我还是写下此文与广大的乳腺癌病人解释一下。

根据疾病预防控制中心近年来的统计，乳腺癌在中国和上海市女性肿瘤病人中发病率第一，约 10 万个人中有 26.1 个乳腺癌病人，而且中国的乳腺癌发病率自 20 世纪 90 年代以来增长速度超过了国际水平的 2 倍。同时乳腺癌在中国城市的发病率比农村高 64％。在众多的乳腺癌致病因素中，食物中的雌激素摄入过多是重要的一环，摄入雌激素越多，乳腺癌的发生和复发的概率就越高。牛奶是雌激素含量较高的食物。所以乳腺癌病人长期大量饮用牛奶(包括奶制品)会增加复发的风险。

牛奶中含有雌激素其实是客观的事实，并且近 20 年来牛奶中的雌激素含量还在不断地增高，其原因有以下几点：① 现代的奶牛品种是为了提高产奶量而经过基因改良的，因此其分泌的牛奶中雌激素含量较前增高。② 由于现在大量使用高蛋白质的饲料喂养奶牛，造成雌激素含量增高。③ 由于人工授精的技术使奶牛在生产后 3 个月即可进行人工授精，替代了自然交配,造成奶牛整个孕期持续泌乳,其血液中的雌激素含量在奶牛怀孕后期增加尤其明显。④ 现代牛奶的巴氏灭菌法无法清除雌激素,现在的商业奶制品中的雌激素含量大大高于 20 年前的水平。相关研究报道提示,食物雌激素摄入过多是多种疾病的诱发因素,主要包括乳腺癌、前列腺癌、女孩乳房过早发育等。从中医角度来说,虽然有不少医书古籍提示牛奶可滋养补虚,但是科学在发展,中医也需要与时俱进,不能拘泥于古人的只言片语。对于乳腺癌这一特殊人群需要特别对待。

因此,需要向广大乳腺癌病人强调,手术后需要长期口服内分泌药物的病人长期饮用牛奶是弊大于利的,而不需要口服内分泌药物治疗的乳腺癌病人也需要避免长期大量饮用,由于乳腺癌病人发生第二次乳腺癌的概率较正常人大大增加,所以避开牛奶这个主要致病因素是合理的。至于骨质疏松,可以依靠补钙和服用中药相结合的方式解决。

85. 维生素与肺癌

　　我在翻阅肿瘤医疗信息时,一则报道引起了我的注意。在仔细阅读了以后,我发现原来有些我们日常奉为圭臬的学说还存在不确定性,由此可以引申出肿瘤病人在养身保健中需要格外关注的方面。

　　这一则消息是这么说的,在 2017 年 8 月 22 日美国俄亥俄州立大学医学院的 Theodore Brasky 等开展的一项研究证实,长期服用大剂量维生素 B_6 和 B_{12} 补充剂可增高肺癌风险。与未服用维生素 B_6 和 B_{12} 的男性相比,大剂量摄入维生素 B_6 和 B_{12} 补充剂超过 10 年,男性的肺癌风险增高 2.4 倍,在吸烟人群中这一风险更高。以上结论研究者已经排除了可能会引起肺癌的多个因素,包括个人吸烟史、年龄、种族、受教育程度、饮酒情况、癌症病史或慢性肺病史、肺癌家族史以及抗炎药物的使用情况。那么为什么会只对于男性有这一情况,而女性没有呢? 研究者提出了一种可能性,因为男性和女性对烟草诱发的肺癌有不同的敏感性,吸烟男性长期摄入大剂量维生素 B_6 和 B_{12} 或会促进细胞快速生长,加速已经突变的细胞发生癌变。这个研究结论和以往的预防癌症知识相反,以往研究认为摄入 B 族维生素能预防和抑制肿瘤,但是现在却出现了与以往相反的结论。

　　我的病人吃的保健品可谓五花八门,往往他们自己都不认识包装盒上的字,就敢大把大把地把保健品往嘴里放,当我帮他们看过以后,发现这只是单纯的维生素补充剂时,他们才恍然大悟白白浪费了力气。这篇报道提示了我和病人,有些情况并不是单纯"无益也无害"这么简单,或许在若干年后,研究发现我们现在流行的很多保健品可能是致癌的,这并非危言耸听,上文所述就是例子。

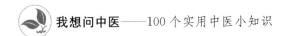

　　我一直反对盲目地大量服用保健品,主张自然的、适量的食疗,人工合成的物质副作用可能会在若干年后才会出现。当病人除了一日三餐正常饮食外需要额外补充人工的营养素时,希望病友们三思而行,毕竟我们花钱想买的是健康而不是疾病。

86. 运动可以预防肿瘤复发，你知道吗

　　最近我遇到了两件事情，让我触动很深，我将其记录下来和大家分享。第一件事情，我门诊的一位老病人由于对健康的渴求太过强烈，于是她在某个保健品商家那里买了1万多元的保健品，老人仅靠微薄的退休工资看病和生活，在花了巨大的代价服用了保健品后，老人发觉并没有得到相应的疗效，后悔不已。第二件事情，我去参加一个医学的会议，在我和同行谈到运动可以预防肿瘤时，一位外科专家对我提问并发表了质疑，他说他从医多年从没有听说过运动可以预防肿瘤的，朱医生你这样说你的依据在哪里？我当时感到很尴尬。这两件事看起来好像没有关联，但其实反映了同样的问题：什么方法是预防肿瘤最可靠而且最经济的方法？病人有这样的疑问，而不从事肿瘤专业的医生也不甚了解。其实答案很简单，就是运动。

　　多年的临床工作使我发现了一个很有趣的现象。如果我和一位肿瘤病人说"吃什么可以预防肿瘤"，那么她肯定会深信不疑，并且回到家里"大吃特吃"。可是如果我告诉病人"不吃什么可以预防肿瘤"，那么病人的反应基本上都是先质疑，和我激烈地探讨，把网络、朋友、邻居统统拉出来反驳我，最后虽然在我面前表示理解并且答应，但是回家之后真正能执行的却寥寥无几。由于病人常常有这么一种心理，所以肿瘤病人在防治肿瘤的这条路上往往是朝着错误的方向奋力奔跑。

　　其实就像上面这位病人，按照她的身体条件根本无需买昂贵的保健品，她只需要做一件不花钱的事情就可以预防肿瘤复发。根据过去的研究表明，中等至高强度的体力活动可以降低很多慢性疾病的发病和死亡

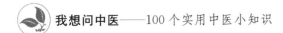

风险,如心血管疾病、2型糖尿病、中风和一些癌症。但是由于肿瘤病人普遍为老年人,高强度的体育运动他们是无法承受的,所以运动预防肿瘤变相地成了一句空话。但是科技在发展,医学也在进步,根据美国最新的医学研究表明,即使不是高强度的运动,而仅仅是每天步行1小时的运动量,甚至更低,都可以降低肿瘤的死亡率。简单地说就是"每天走路1小时,甚至30分钟,都可以预防肿瘤复发"。

在信息过量的时代,大家应当尽量避免盲从,并保持良好的心态,控制饮食,保持运动,以达到预防肿瘤的目的。

87. 红薯与芋艿能抗肿瘤吗

"医生,我老是觉得胃胀不舒服。中药吃了没用,胃酸还多得不得了,屁也多。你帮我药开好一点,谢谢你了!"加上这个病人,最近已经有 3 个病人和我说这些同样的话了。她们都是肿瘤病人,来服用中药调理,预防肿瘤复发的。按理来说,既然是调理,应该不舒服的情况越来越少,但是这几个病人情况相反,调理了近 2 个月,其他症状好转了,可胃肠道的不适却丝毫没有改善。既然我看不出药方有什么问题,那我还是问问病人其他的情况,或许有什么是我没有想到的。这不问不要紧,一问才发现原来 3 位病人都有一个共同的特点,他们都吃一模一样的"辅助食品"——红薯和芋艿。

现在社会上流行这样一种说法"红薯通便抗肿瘤,芋艿消结节",所以很多病人都会在家中额外添加这两种食品来保健,但是我在门诊已经不止一次遇到吃红薯把脾胃功能吃坏的病人,所以我觉得还是应该给大家好好梳理一下。

红薯,部分地区习惯称为"山芋",不作为中药材使用。其最早记载于《本草纲目拾遗》一书,但是对于抗肿瘤作用只字未提,仅说可以补气血、通便。现在流传较广的"山芋是保健佳品"可能就源于这方面的描述。但是熟悉中医理论的都知道,但凡补气血的药物或多或少都会有阻碍脾胃消化功能的副作用,因此补气血一旦过头就会造成胃口变差,腹胀不舒服。而且大家只知其一不知其二,关于红薯的描述古人还有下面这一段话"中满者不宜多食,能壅气",这句话的意思通俗地来讲就是说:"胃肠道消化功能不好的、容易胀气的人不要多吃,吃多了会胃胀、腹胀。"而且根据西医学研究显示,胃酸过多的人不能多吃红薯,多吃了会造成反酸。所以总结一下,红薯没有抗肿瘤作用,脾胃功能不好的人不能多吃。

芋艿,同样是食物,而非中药,虽然网上传说芋艿有消结节的作用,但是我翻遍了《中药学》《中医药膳学》等专业权威教科书都没有提及芋艿这味药物,反而我在中药典籍《本草衍义》中看到如下文意思的描述:如果过多地食用芋艿,会出现难以消化,造成消化功能受影响的情况。

因此,我想对广大群众说,如果你们需要长期食用红薯和芋艿来保健的话,请先考虑自己的胃肠道功能是不是很健康,如果胃肠道功能比较虚弱的话,在选择这类食品的时候还是需要慎重考虑,防止越补越病。

88. 海参能抗肿瘤吗

中医门诊实录

"朱医生,我现在化疗和放疗都做好了,可以定心开始喝中药调理了,请问一下,我可以每天吃1根海参吗?"病人问。

"海参? 我不推荐,我也不反对。"我说。

"朱医生,这是为什么呢? 不是都说海参是抗癌、提高免疫力的吗?"病人问。

"我觉得这个说法是有一点问题的,至少中医对于海参的理解与老百姓的观点可能还是有出入的。"我说。

海参是否作为中药材是判断海参的药用价值的一个比较重要的标准,如果一个事物在历史上存在比较长的时间,但又未被拿来药用,那至少它的中医疗效可能是不显著的。海参在中医界到底处于一个什么样的地位呢? 接下来我们就从古到今梳理一下。关于海参,最早记载于公元230年三国时期的《临海水土异物志》,书中记载有一物为"土肉",与海参基本吻合,原文为:"土肉,正黑,如小儿臂长,长五寸,中有腹,无口目,有三十足,炙食。"这可能就是海参在古籍中最早的记载了。不过书中并未记载海参的中医功效,仅记载可供食用。随后在历史的长河中鲜有海参的记载,最早见到记录海参滋补的是在明代万历三十年(1602年)进士谢肇淛撰写的《五杂俎》一书中,对于海参的来历和见闻做了记录,原文很短,曰:"海参,辽东海滨有之,一名海男子。其形状如男子势然,淡菜之对也。其性温补,足敌人参,故名海参。"但谢肇淛非医家,《五杂俎》也只是一本见闻录,所以他对于海参的功效记载其实还是很值得商榷的,因为只要是中医临床医生都知道海参是无法取代人参的,功效不可同日而语。但正由于有着一位进士而非医家的记载,从而可能改变了在此之后中医对于海参的认识。此后,又有一本《闽小纪》对于海参有着更细致的记载,但此书的作者也非医家,而是一名文人,所记录的有关海参的内容可参考,但可信度不高。

海参记载于医书中是直到清代后期的《本草从新》中才出现,曰:"甘、咸,温。补肾益精,壮阳疗痿。辽海产良。有刺者,名刺参。无刺者,名光参。"可能海参的中医功效从这里开始有了记载。清代的《本草纲目拾遗》中也有海参的记载,功效与《本草从新》类似,也是记载为滋补之品。不过在大部分医书中,很少有关于海参治病和入药的记载,海参更多的是出现于膳食古籍中以及清代宫廷帝后的膳食记录中。可见当时海参为高价难得之品,因此多为御用而非民间药用。所以,我们对于海参的各类记载还是要客观地对待。

由于海参在中医界的记载并非很丰富,所以运用海参的名医特别是名方是非常稀少的。在《中药学》教材中无海参的记载,《方剂学》中也无海参相关的方剂。在《药典》中也没有海参的收录,因此如果一定要把海参冠上中药材的头衔,其实是有些牵强的,但如果说海参是有滋补功效的食材,那应该是比较客观的评价。

随着现代药理研究的进展,许多对于海参有效成分的研究也不断踊跃而出,关于抗肿瘤的研究特别引人关注,不过就目前来说,食用海参的提取物抗肿瘤的作用还只是停留在实验室里。至于最终是否会发明出海参抗癌的药物目前还是未知数,就目前而言,关于海参抗癌还没有强有力的依据。

海参,价高但量足,市场供应并不匮乏,因为其生长周期不长,不像人参动辄数年、数十年之久。肿瘤病人可以适量吃一些海参作为营养补充,但就目前海参的营养价值来说主要还是蛋白质,而补充蛋白质有很多其他的食物可以互换代替。

海参是否能提高肿瘤化疗放疗病人的白细胞、红细胞、血小板?就我个人而言,目前来说我在临床上还没有看到非常明显的疗效。

最后我要提醒一句,再好的食物也要有好的脾胃功能去运化才能被人体吸收,如果脾胃功能不佳,我建议还是暂缓食用海参,或者不要保持1天1根的进食量,不然会起到适得其反的效果。

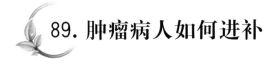

89. 肿瘤病人如何进补

"肿瘤"对于普通人来说是一个恐怖的词,在常人眼中,肿瘤与死亡是一对形影不离的"兄弟",所以哪怕肿瘤病人经过了手术、放化疗后已经痊愈,他们仍是在死亡线边缘徘徊的"特殊人群"。所以相对于亚健康人群、慢性病人群、其他手术人群,没有一个人群的病人对于进补的需求能比肿瘤人群更高。不仅肿瘤病人本身对于各类补品的要求极高,他们的家属甚至比病人本人更积极,亲朋好友在探望时都会带来大量的补品。但是面对琳琅满目的补品、保健品,肿瘤病人到底该如何选择? 不同的肿瘤是不是吃一样的补品? 吃多少? 吃几种? 用什么方法吃? 这些都是困扰着肿瘤病人和家属的难题。

不要什么都吃

首先我们要知道一点,肿瘤从一定程度上来说是"营养过剩"诱发的,不是大家通常以为的肿瘤是营养不良引起的。例如肠癌、胃癌、前列腺癌、妇科肿瘤、乳腺癌等,都和进食习惯不良有密切关系,因此本来就是"吃出来的",现在手术后难道还要再接再厉,再把肿瘤"吃出来"? 前些年病人问给自己做手术的医生什么可以吃,什么不可以吃? 得到的答案一般都是"想吃什么就吃什么,不要紧"。但是随着医疗技术的不断发展,现在发现乳腺癌、子宫癌、卵巢癌及前列腺癌等肿瘤的发病和饮食确有关联。

有个子宫内膜癌的病人到我门诊就诊,她多年以来不间断地喝牛奶、喝豆浆、喝蜂蜜,在 60 岁的时候罹患了子宫内膜癌,幸运的是她的肿瘤发现得很早,经过手术后基本已经痊愈了。但是她的饮食习惯一点也没有改变,当我告诉她食用牛奶、豆浆加蜂蜜、蜂王浆可能会诱发子宫癌时,她才恍然大悟。对于这位病人来说,牛奶、豆浆、蜂蜜就不是补品,需要适当少吃。

我还曾经遇到过一个肠癌病人,他因为需要做化疗及介入治疗,对于身体的损伤比较大,所以他每2天就要吃1只甲鱼,加上其他繁多的补品,大补特补,最后竟然得了重症胰腺炎,结果肠癌没有要他的命,反而差点栽在重症胰腺炎上。

不要什么都不吃

现在各类资讯繁多,加之网络上各种说法都有,因此对于比较关心这类信息的病人反而造成了巨大的困扰,由于各个渠道的保健说法往往不统一,而且有时互相矛盾,造成病人这个也不敢吃,那个也不敢吃,和一般的病人相反,手术后体重反而下降了。比如肺癌病人往往会对"海货忌口",因为海鲜是"发"的,牛羊肉也是发的,竹笋也是发的,香菇也是发的,鸡也是发的,鸽子也是发的,最后病人的饮食谱上能吃的东西所剩无几,每天就是吃点青菜和排骨。来我门诊时愁眉苦脸地说:"医生,我真的没东西可以吃了,吃什么都对我不好。"

其实,对于一些发病原因和饮食因素关系不大的肿瘤,比如肺癌,饮食谱可以适当放宽一点。"海鲜是发物"其实原本主要是指哮喘、慢性支气管炎病人进食海鲜后易过敏而诱发哮喘发作,还有一类情况是皮肤病病人会由于食入海鲜引起过敏,以至于病情加重。但是肿瘤本身不是过敏反应,而且的确也没有找到确实可靠的科学依据来证明海鲜会诱发肿瘤,因此我建议我的病人可以适量食用海鲜。

要挑选适合自己病情的补品

挑选补品的一般原则是,对于不同的肿瘤进补的侧重点亦不相同,即使是同类的肿瘤,根据病人的不同体质,进补的药品、食物也不尽相同。

但是有两点是需要特别指出的：第一，所有的保健品、补品都有一个量的限制，就如同大家都知道人参不能当饭吃，同样的道理，补品也万万不可以无节制地超量服用。第二，即使你身边的人服用效果很好的补品，用到你自己身上不一定也有效，道理很简单，就好比别人穿着很舒服的鞋子，换到你的脚上就不一定合脚。所以需要选择对的补品，而不要盲从。

推荐补品

因为每位病人的情况不尽相同，因此我给出一些普通情况下的建议，如果遇到特殊情况，请勿生搬硬套。

冬虫夏草，肿瘤病人可以适量服用，冬虫夏草具有抗肿瘤、提高免疫力的作用，对于肺、肾有滋补作用，因此特别适合肺癌和肾癌手术后的病人恢复。

人参，具有大补元气和增进食欲的作用，对于手术恢复期的肿瘤病人较为适合，相对于冬虫夏草，人参对于脾胃的滋补作用更强，因此对于胃癌、肠癌等消化道肿瘤术后的病人较为适合。需要注意的是，人参有白参和红参之分，阳虚的病人比较适合服用红参，阴虚的病人比较适合服用白参。此外，患病后食欲不佳的病人尤其适合，能做到让人"胃口大开"的补品非人参莫属了。

石斛，又称为"枫斗"，是滋阴生津的一味良药，但是石斛的抗肿瘤作用微弱，而且性味偏凉，本身脾胃虚寒的病人不适合长期食用。可是有一类肿瘤病人却适合长期服用石斛来改善放疗的副作用，鼻咽癌、口腔肿瘤、头颈部肿瘤做了放疗之后会影响唾液的分泌，造成病人口干严重，临床上我让这类病人长期服用石斛，效果很好，口干都能获得不同程度的改善。

其他比较流行的补品，包括阿胶、三七、西洋参等，其实食用起来受到的限制较多，并非大家所认为的可以随意进补。由于篇幅所限在此无法详述，病人如果需要食用这些补品的话，要到专业的中医师处获取指导，防止"越补越虚"。

90. 肿瘤病人能拔火罐吗

随着现在养生意识的普及，常常有病人问我："医生，我们肿瘤病人能拔火罐吗？""听说拔火罐能强身健体，但是针灸科医生说我们是肿瘤病人，不让我们做，而养生馆还是推荐我们做的，说是排毒的，我现在也糊涂了。到底该做还是不该做呢？"

要回答这个问题，首先我们来了解一下传统的火罐到底是怎么回事。中医传统的火罐是利用明火在罐内造成负压从而吸附在皮肤上进行治疗。因为利用明火，所以主要针对"寒性"的疾病，比如关节疼痛，特别是随着现在家中和工作环境中空调的广泛使用，寒性的肩周炎、颈椎病、腰椎病、膝关节炎等日益增多，这些疾病利用火罐治疗的效果很明显。这主要是根据中医"寒因热用"的原理，通俗地讲就是病是由"寒冷"引起的，所以利用"火热"的手段来治疗，冰遇到火自然就溶解了，病就好了。可能由于拔火罐在有一部分寒性疾病中的疗效非常好，所以在当今社会中其治疗作用被夸大和曲解了，最为流行的说法就是认为火罐可以强身健体。

拔火罐在中医中属于"角法"，严格意义上来说，火罐法主要用于治疗寒性疾病和寒性原因引起的疼痛，效果很好，但是不能长期治疗。对于普通人，运用火罐法是不适合的，长期使用会耗伤人体的正气，损害人体的健康。中医有这么一句话："阳常有余，阴常不足。"现代人一般来说都是阳气比较充足的，而阴气通常不足，这是因为现代人饮食条件好，营养丰富的食物对于阳气补充有益，可是滋腻的东西吃得太多更加助长了内热。现代很多人生活没有规律，老年人经常追剧到深更半夜，年轻人甚至到凌晨两三点才睡，而该睡觉的时候不睡觉是最损伤阴气的，加上现代人的工作、学习压力大,焦虑的状态也是会耗伤阴血的。所以一边阳气过多,一边阴气损耗,而普通人一般都是"阳盛阴衰"为多,经常运用火罐来"保健"无疑是"火上浇油"。

肿瘤病人是一类特殊的人群,总的来说肿瘤病人是由于免疫力下降而引起的肿瘤,因此肿瘤病人的体质严格意义上来说都属于"虚证",火罐用在虚证的病人身上会更耗伤正气,无疑是"雪上加霜"。还有一类比较特殊的情况,一部分肿瘤病人出现骨转移的最先表现就是某处骨头或关节处的疼痛,如果这时候运用火罐治疗会加速肿瘤的扩散,错失治疗的良机。因此我建议肿瘤病人不要盲目做火罐治疗,如果真的需要做,也要去正规的医疗机构,在排除了不良因素后再施行。而对于普通人,如果不是真的有寒性疾病,用拔火罐来作为保健手段是不适宜的。

91. 肿瘤究竟是"营养不良"还是"营养过剩"

肿瘤病人是一群特殊的病人,因为被戴上了"癌"这个帽子,因此病人自己包括病人的家属,甚至亲朋好友都会动用一切可以提供的资源来为病人治病。哪怕病人的肿瘤是很早期的、复发率很低的肿瘤,病人也会把自己狠狠地"补起来"。许多肿瘤病人都认为:"营养差了,抵抗力就低了,抵抗力低了,肿瘤就长出来了呀,所以得了肿瘤就要补充营养,预防肿瘤复发。"每次我听到这里都要摇头苦笑,肿瘤病人真的缺营养吗? 下面我把门诊上遇到最多的几个问题一一解答一下,这些问题主要是针对已经手术以后的肿瘤病人。

"医生,你说,我要回去多吃点什么比较好?"病人如果到中医门诊来进行肿瘤手术以后的后续治疗,都绕不开这个问题。其实大家可能真的不知道,营养过剩是大多数肿瘤的发病原因之一,特别是消化道肿瘤,太多的高蛋白质饮食本身就是发病的危险因素。还真没有什么肿瘤的发病原因是营养不良,这也间接地解释了为什么经济越是发达的国家,肿瘤的发病率就越高。所以,我给出的答案是:一天三顿饭,荤素搭配好,每天1个水果足够了。肿瘤的预防手段提到的都是节制饮食,但是病人真的没有照着做呀。

"医生,我有脂肪肝了,血脂、血糖也高,怎么办?"手术以后病人的通病就是补得太多,甚至于没有节制,比如1周吃1只甲鱼,甚至3天吃1只的也大有人在。手术后得糖尿病的病人也很多,手术以后增加营养以促进身体恢复是对的,但是等15天后伤口基本愈合了还维持这样的饮食强度,病人的身体是接受不了的。很多病人总是觉得自己营养不够而去吃奶粉、蛋白粉,其实除了增加体重外,这些对于肿瘤的预防作用微乎其微,反而让自己得了更多的营养性疾病。

"医生,野山参、海参、西洋参、灵芝粉、冬虫夏草我都有,你说怎么吃才好?"我说:"你先什么都不要吃,因为手术以后你的胃肠道已经超负荷工作很久了,先要用中药清理一下胃肠道,等胃肠道功能恢复了,再根据每个人的不同情况,选择最合适的补品来配合中药调理身体。"

我很理解每个病人想早日恢复健康的愿望,但是我很不认同听风就是雨的进补方法,往往2周就能见效的调理,因为病人自己"恶补"造成的后遗症把疗程拖得很长。有时候愿望是好的,但是方法是错误的,得到的结果肯定不是您想要的。

92. 正确认识甲状腺结节

甲状腺结节那些事

甲状腺结节逐渐成了现代人的常见病，不管是年轻人还是老年人，检查出甲状腺结节的情况是越来越多了。因为"甲状腺癌"和"甲状腺结节"就差了2个字，而且"甲状腺结节会变成甲状腺癌"是大家普遍的观点，所以拿着报告哭哭啼啼来门诊的人也不在少数。这里我就和大家说说甲状腺结节那些事。

首先，甲状腺结节不等于甲状腺癌，只有10%左右的甲状腺结节是恶性的，绝大部分是良性的。可为什么身边有甲状腺结节人越来越多？是甲状腺结节的发病率提高了吗？其实并非如此。首先，以前的常规体检是不做甲状腺彩超的，医生以前都是靠手来体检的，所有小于1厘米的结节用手是很难摸到的；其次，随着B超机器的不断改进，现在对于0.1厘米的结节都能清楚看到，所以以前无法被检查出的结节，现在都"浮出了水面"。并不是甲状腺结节的发病率提高了，是检出率提高了。

发现了甲状腺结节该怎么办呢？第一，首先看结节 TI‐RADs 分类，TI‐RADs 是甲状腺结节的一个诊断标准，如果分类是1、2、3类，那么无需担心，基本上是良性的，但如果是0、4、5类，则需要进一步检查，恶性的可能性较高。第二，检查甲状腺功能，排除甲状腺功能亢进、甲状腺功能减退、桥本甲状腺炎等疾病。这些只是基本原则，根据具体的情况，医生会给您提供具体的方案，我这里只是提醒大家，发现甲状腺结节不要过分紧张，自乱阵脚。

甲状腺结节病人不能吃海鲜是正确的吗？其实，除了甲亢的病人以及结节是能够分泌甲状腺激素的高功能腺瘤以外，其他的情况是不用忌口海鲜的。因为除了以上两种疾病，海鲜中的"碘"是不会对甲状腺结节造成影响的。因此，如果单纯有甲状腺结节的话，可以正常饮食，6～12个月到医院复查一次彩超即可，不必过分担心。

但是如果是甲亢和与碘有关的情况，那就需要限制碘的摄入，具体需注意以下几点。

避免食用所有的海产品。如海带、紫菜、鱼、虾、蟹等，因为海鲜中含碘丰富。

避免使用含碘的药品和化妆品。比如胺碘酮是抗心律失常的药物，甲亢的病人就不能服用。增强CT的造影剂是碘剂，因此也是禁止的。还有含碘的维生素药品也应注意不要服用。

尽量食用无碘盐。家里做饭最好使用无碘盐，因为在外就餐时饭店一般不会使用无碘盐，所以最好减少外出就餐次数。

还有一部分甲状腺结节的病人会伴有桥本甲状腺炎。桥本甲状腺炎是一种自身免疫疾病，它会造成甲状腺功能亢进和甲状腺功能减退，因此在发现桥本甲状腺炎后，需要定期复查甲状腺功能和甲状腺彩超。对于桥本甲状腺炎的抗体指标一直居高不下的情况，西医是没有特效药的，而中医是可以通过对人体阴阳的调节达到降低抗体、改善不适症状的。

因此，在发现甲状腺结节后千万不要惊慌，根据情况采取正确的治疗方案才是治病的捷径。

93. 理化检查与辐射

"朱医生，我要复查了，帮我的肺做个核磁共振(MRI)。"病人说。

"……"我挠头："胸部不能做核磁共振，需要做 CT，不然看不清的。"

"CT 要'吃'射线的，不要，我就要做核磁共振！"病人坚持。

"……"我晕倒！

"朱医生，我肿瘤开刀半年了，给我拍个胸片复查一下。"病人说。

"……"我挠头："肿瘤复查还是做个 CT 比较好，胸片看不清的。"

"CT'吃'光(射线)的，胸片可以了，CT 做太多对身体不好！"病人坚持。

"……"我郁闷！

"朱医生，我今年做了 2 个 PET－CT 了，现在还是有问题，我还要不要再做一个？"病人问。

"PET－CT 做太多对身体不好。"我回答道。

"医生说 PET－CT 看得清楚，不然万一漏诊了怎么办？"病人追问。

"……那你就做吧，我也担不起这么大的责任，我该说的都说了。"我无奈。

面对放射科那些形形色色的检查仪器,什么时候选择哪个检查,哪个仪器对人体的副作用大,医生会根据具体情况具体选择。不过总会遇到一些病人来医院"点菜",明明点了一个"秤砣",偏要"往嘴里塞",拦也拦不住,真是秀才遇到兵,有理说不清!

我简单地帮大家梳理一下放射科那些检查项目的特点和适用情况。

X线摄片

X线摄片是通过让电磁波,即X射线(一种形式的光波)透射过身体,在胶片上成像,被称为X线摄片。通常用于检查骨骼、肌肉或脏器(如心脏或肝脏),以及发现体内的气体,也可探查金属物体。X线可以检查身体的许多部位。如胸片能发现肺炎或肺不张、心脏扩大、肋骨骨折。四肢X线片能显示骨折或其他骨骼病变。

辐射问题:每次检查大约1秒钟,就像拍照一样,只需将检查的部位暴露于X射线中,辐射剂量很小。

CT

CT是用X线束对人体某个部位有一定厚度的层面进行扫描,通过计算机形成横断面的图像。

辐射问题:因为CT等于一下子拍了很多张X线片子,然后把这么多张片子组合起来一层一层地诊断,所以比X线辐射量要大。

检查时间:根据部位不同,时间各不相等,增强CT比平扫CT时间要长。不过CT检查的时间比MRI要短,所以在病情紧急及病人不能长时间保持检查姿势的情况下,CT检查是最合适的检查手段。

优点:对于肺部的检查要优于X线、核磁共振成像(MRI)。

核磁共振成像(MRI)

核磁共振是利用机器制造一个磁场,让身体里的氢质子产生磁共振现象,在此期间接受电磁波信号,经过电脑合成后对人体内部进行成像。

辐射问题：核磁共振成像（MRI）没有辐射，对人体伤害最小。

检查时间：核磁共振成像（MRI）检查时间相对于 X 线、CT 检查要长，因此如果病人不能配合长时间检查是无法进行的。

优点：软组织结构显示清晰，对中枢神经系统、膀胱、直肠、子宫、阴道、关节、肌肉等部位要比 CT 显示得更清晰。

PET－CT

PET－CT 中文名称为"正电子发射计算机断层显像"，PET－CT 其实是 PET 与 CT 两个技术联合运用。

PET 是将放射性核素注射到人体内充当显影剂，由于肿瘤细胞代谢活跃，摄取显像剂能力为正常细胞的 2～10 倍，形成图像上明显的"光点"，因此在肿瘤早期能够被发现。并且因为是全身性检查，所以对于判断肿瘤是否有远处转移也有积极的作用。

缺点：PET、CT 两个技术都对人体有辐射伤害，而且根据权威放射专家的研究显示，与 PET－CT 有相关性的癌症发病率为 0.2%～0.8%，且年龄越低，风险越大。因此除非必要，不然 PET－CT 检查，尽量能少做就少做。

 中医小知识总结

核磁共振成像（MRI）没有辐射，辐射量大小的顺序是：X 线辐射＜CT 辐射＜PET－CT 辐射。

每个检查都有自己的优缺点。医生会根据不同的病情选择不同的检查手段，本着尽量减少辐射对人体的伤害，又能确实地检查出疾病为原则。病人尽量不要干扰医生的决定，虽然病人有拒绝检查的权利，但是医生总是为病人着想的，所以在专业的医生面前,喜欢"网络搜索"的病人还是应该尊重医生的职业素养。

最后提醒一下,就算经济条件再好也不要动不动就做一个PET-CT,以为检查出来没事就万事大吉了,其实可能这个检查本身对人体的伤害要大于体检的意义。

94. 肿瘤指标的"高"与"低"

中医门诊实录

"朱医生,你帮我看看检查报告,我的肿瘤指标不正常,我是不是要复发了?"病人焦虑地问。

"你先别急,让我看一下。"我回答道,随后一张一张翻阅了化验单报告,"指标都是正常的啊,你担心什么?"

"不是的,朱医生,你看仔细一点,这个'癌胚抗原',正常值的上限是 5.0 纳克/毫升(ng/ml),朱医生你看我的呀,都 3.2 纳克/毫升了,上次才 2.5 纳克/毫升,按照这个速度,很快就要突破 5.0 纳克/毫升了。我的肿瘤肯定要复发了!"病人说着说着都快哭了。

"真的没事的,你放心,现在的情况并没有提示你肿瘤复发,你不用太担心,肿瘤化验报告不是你这样理解的。"我只能耐心地安慰着。

肿瘤病人对自己的肿瘤指标是最关心的,只要有一点点风吹草动,那就是天要塌下来的节奏,门诊如此情景并不少见。为何我说这位病人目前的情况并不提示肿瘤复发呢?

首先,这位病人的癌胚抗原其实到过 4.3 纳克/毫升,她自己还没注意到,我在电脑上已经看到了,她的指标是按 4.3 纳克/毫升→2.5 纳克/毫升→3.2 纳克/毫升顺序波动,从来就没有超过 5.0 纳克/毫升的指标上限。因为化验指标在标准值以下就代表正常,所以这位病人的癌胚抗原指标自始至终就是正常的。

其次，为什么将小于 5.0 纳克/毫升规定为正常值？因为就算是同一个人，每次检测出来的指标也都不完全相同。检验指标与老百姓想象的不同，并不是今天测出来是 3.0，那明天测出来也是 3.0，实际的情况是会有细微的波动，大部分情况是今天是 3.0，而明天可能是 2.8，也可能是 3.2。正是由于每次检验都有略微误差的原因，并且每个人都有个体差异，因此绝大部分的化验指标正常值仅标注为一个范围，而不是一个固定的数值。所以只要是在正常范围内的指标，一般情况下都不用再去多考虑了。

最后还有一点需要说明，哪怕是肿瘤指标，也不可能为"零"，化验指标总是有数值的，所以不是一部病人认为的，治疗肿瘤就是把所有的肿瘤指标压到"零"为止。如果真的变成"零"了，那人也变"没"了！

 中医小知识总结

这位病人属于杞人忧天，她患的是甲状腺癌，癌胚抗原本来就不能反映甲状腺癌的情况，因为病人非常焦虑，自己一定要求全面复查，讲也讲不通，才无奈查了全套的肿瘤指标。癌胚抗原在正常范围内对于她来说肯定就是没问题的。

我还是说一句我经常在门诊说的老话："肿瘤指标不是股票指数，没必要天天盯着看；就算天天盯着看，也不要到网络上去查；就算网上查了也不要听风就是雨；最后还是要以肿瘤专科医生的解读为准。"

像这位病人梨花带雨地在门诊哭诉的情况，真心希望今后不要再发生了。肿瘤病人已经身体患病，可千万不要把"心"也弄出毛病来哦！

95. 肿瘤病人能不能吃羊肉

　　肿瘤病人在患病后最注重的就是饮食禁忌,因为亲戚朋友、邻居同事,甚至病友之间都会给到这样那样的建议,病人自己也会去网络上查找与自己有关的文章来调整自己的饮食结构。但根据我多年的临床经验来看,普通人是无法辨别信息的可靠性和真实性的,很多情况下都是本末倒置,做了很多无用功。今天我就来谈一谈牛羊肉的忌口问题。

　　如果说桌上放着两块肉,让你猜哪一块是牛肉,哪一块是羊肉的话,很多人都能轻松地分辨出来。这是为何呢? 因为羊肉有特殊的"气味",这种气味古代称为"膻味",老百姓俗称"羊膻气",羊膻气是因为羊的特殊消化系统造成一些挥发性的脂肪酸融入羊的脂肪里而形成的。中药材有一条不成文的经验,那就是气味独特的药材一般情况下都会有独特的疗效。举例来说,每个人都能很轻松地辨别出人参的气味,而人参的大补元气功效是其他所有中药材都不具备的,同样,羊肉也有独特的功效。

　　金元四大家之一的李东垣对于羊肉有着这样的总结:"人参补气,羊肉补形。凡味同羊肉者,皆补血虚,阳生则阴长也。"意思就是人参可用来补气,羊肉可用来补虚劳,对于体质虚弱的病人来说,羊肉是良药。

　　医圣张仲景在《金匮要略》中就曾用当归生姜羊肉汤治疗妇女产后虚劳腹痛的记载。可见羊肉入药治疗疾病是由来已久。

　　那么问题来了,羊肉到底适不适合肿瘤病人长期食用呢? 我认为要根据情况,具体情况具体对待。

　　首先,羊肉药性大热,五行属火,而肿瘤是气血痰湿瘀滞,特别是热毒积聚体内形成的疾病。所以如果肿瘤未行手术切除前,原则上不吃羊肉,

"大热"加"热毒"无异于火上浇油。

其次，羊肉因为大热，所以其他很多情况下也不能食用。

感冒发热时不能吃羊肉。

经常觉得潮热出汗，动不动就脸红上火，总是觉得口干，喉咙干燥，即中医所说的阴虚的人，不能吃羊肉。

总是嘴里发口腔溃疡，舌苔很厚腻伴颜色黄，大便便秘，小便颜色很深，大冬天也不喜欢多穿衣服的，这一类俗称"内热很重"的人也不适合吃羊肉。

皮肤有问题的病人，不适合吃羊肉。这里有两种情况，一种是本身就有皮肤病的，比如荨麻疹、湿疹、银屑病等，还有一种是化疗药物或靶向药物造成的皮疹，无论是前者还是后者，羊肉都不适合长期食用。

有一种情况是可以适量吃一点羊肉的，那就是病人体质极度虚弱，并且人很怕冷的话，可以适量吃点羊肉来滋补气血。

 中医小知识总结

羊肉对于大部分的肿瘤病人是不适合的，只能偶尔为之，不可长期食用。特别是在服用肿瘤靶向药物造成皮疹发作，以及本身就皮肤经常出现问题的病人，一定要忌口。

顺带提一句，普通孕妇也不要过多食用羊肉，这对胎儿不利。

96. 肿瘤病人能不能吃牛肉

经常有病人把自己的饮食谱压得很窄,把牛羊肉、虾、蟹、海鲜都排除在日常饮食之外,想想每天也真的没有什么东西可以吃了,其实这么做是不对的。今天我就来说一说肿瘤病人是否可以吃牛肉。

在说牛肉之前,我先来和大家分享一个古人用牛肉来养生延年的方法,名为"倒仓法"。这个养生法出自"金元四大家"之一的朱丹溪,其具体方法如下。

用黄牛肉 20 斤(10 千克),煮烂呈琥珀色。在饮用牛肉汤前一晚空腹,饮用当日一次一盅,缓缓饮用,一共服用十盅,如果是冬天则牛肉汤需要加热服用。饮用后,如果服用之人有病在身体上部,则会发生呕吐;如果病在身体下部,则会出现腹泻;如果病在身体中部,则既有呕吐又有腹泻。吐泄后食用米粥,第二日进食厚粥烂饭,休养 1 个月后,旧病可除。

中医称胃为"仓廪之官","仓"为古代的仓库,为储藏粮食的仓库。人进食后食物首先贮存在胃,因此称胃为"仓廪之官"这是古人根据胃的生理功能所做的形象比喻。而"倒仓法"中的"倒"是推陈致新的意思,合起来的意思就是将胃肠做一个"大扫除",把病邪排出体外。

这个方法记载于诸多中医古籍中,包括《本草纲目》,据记载,这个方法还不是中国人发明的,而是传自西域异人。

写了这么多,我想说的是:牛肉是治病之品,而非发物。

根据《本草纲目》《本草备要》《本草从新》及《中医药膳学》的记载,对于牛肉的寒热属性基本统一。因古代牛肉分为黄牛肉和水牛肉,因此所载书籍都将二者分开论述。水牛肉性"平",黄牛肉性"温",虽然二者寒温不同,但功效却是一致的,都可以补脾胃、益气血、强筋骨。

在上海普通菜场所卖的牛肉是黄牛肉,所以我们重点来说一下黄牛肉,至于国外进口的其他品种牛肉这里不做讨论。根据历代中医典籍记载,黄牛肉属于药食同源,既能作为食物日常食用,又能作为药物治病使用。不过黄牛肉性味平和,自古多用作补虚之品,治病功效乏善可陈,简单来说,可以作为日常饮食。因其无明显副作用,所以是适合长期食用的肉类。

一些肿瘤病人会对我说:"朱医生,大家都说肿瘤病人不能吃牛羊肉的,吃了会发的。"我这里只想强调一点,一般情况下肿瘤病人是可以吃黄牛肉的。除了上面所说的中医方面的原因,还有在现代肿瘤学的治疗方案中并未出现肿瘤复发与吃牛肉有关的报道,且西方社会是将牛肉作为主食的,如果有这方面的关联性,那应该是一个相当普遍的问题,早就会被提出了。现在没有证据表明牛肉会导致肿瘤复发,所以从中医角度也好,西医角度也罢,两方面来说,肿瘤病人都是可以食用牛肉的。

 中医小知识总结

牛肉,这里指黄牛肉和水牛肉,对于肿瘤病人来说大部分情况下是无需禁忌的。

黄牛肉的温性和大家常规理解的热性是不一样的,不是温性就会上火,这里的温性是带有滋补的温性,不是会上火的燥热。

特别提一下,关于"牛尾"的功效,我翻阅了很多资料,至少在中医界没有提到牛尾,更没有涉及牛尾的补血功效,所以请大家自己斟酌。

97. 肿瘤病人能不能吃大闸蟹

"秋风起,蟹脚痒,金秋正好吃蟹黄!"

金秋正是吃蟹的好时节,许多地区都有吃大闸蟹的习俗,因此到了这个季节许多人家的餐桌上都会有大闸蟹的身影。不过对于肿瘤病人来说,大闸蟹究竟是否能吃呢? 会不会对肿瘤产生影响呢? 门诊来咨询这类问题的病人可真不少。今天我就来讲解一下"中医与蟹"。

大闸蟹是河蟹的一种,河蟹学名中华绒螯蟹,上海地区熟知的阳澄湖大闸蟹品质最佳。上海人吃大闸蟹还有"九雌十雄"的讲究,意思是农历九月吃雌蟹时节佳,农历十月吃雄蟹好。大闸蟹的味美是众所周知的,不过医学上是如何认识蟹的呢?

西医学对于蟹与肿瘤的研究非常稀少,目前没有研究证实吃蟹与肿瘤发病、肿瘤复发、肿瘤恶化有关系。因此,从西医的角度上来说,肿瘤病人是不用忌讳蟹的。

中医对于蟹的认识其实很早就有了,早在东汉时期最早的本草学著作《神农本草经》中就有关于蟹的记载,其文曰:"蟹味咸寒,生池泽。治胁中邪气热结痛,喎僻面肿,败漆,烧之致鼠。"书中除了对于蟹的功效有记载外,特别提出了蟹的性质是属于寒性的。

历代医书如果提及蟹都会涉及其寒凉的属性,到了明代李时珍的《本草纲目》中对于蟹的记载更为详细,明确提出蟹有"小毒",除了提及功效外,还特别指出吃蟹的禁忌。

首先,蟹不能与柿子同时食用。我门诊曾有一位病人就因为同食大闸蟹与柿子而上吐下泻,耽误了 1 周时间才来就诊,来的时候就对我说她忘记了,蟹和柿子不能同时吃。蟹为寒凉,因此我们吃蟹的时候都要用生姜和醋作为蘸料,其中生姜是最为重要的,因为生姜一来可以解鱼、虾、蟹的食物小毒,二来可以驱寒温胃。所以脾胃不好的人吃蟹的时候应该有意识地在醋碟中多放些生姜以减轻蟹寒。

其次,吃蟹容易引发"风疾",风疾指因风邪而导致的疾病,范围颇广,比较常见的如中风、癫痫、荨麻疹都属于此类,特别强调,有皮肤病的人不能食用蟹,过敏体质的人不宜多食。

再次,就是吃蟹要适量。正常人吃 3～4 只并无不可,但是脾胃虚弱的人,肿瘤病人,或者本身就有宿疾(慢性支气管炎、慢性胃炎、慢性结肠炎等)的人吃蟹需要适量。我的建议是每次吃 1～2 只尝鲜即可,毕竟蟹的蛋白质含量很高,如果病人吃多了消化不了,加上蟹本身就有小毒,几种因素相加,很容易出现问题,最常见的是诱发胰腺炎、胆囊炎等消化道疾病。

中医小知识总结

蟹,与肿瘤发生、复发没有直接的关系。

肿瘤病人可以适量食用蟹,如果是带瘤生存的病人,我建议偶尔为之,不可贪食。

另外,历代医书中多主张孕妇不可食蟹,我没有找到确切的现代医学证据来证实此事,但是有零星的个案报道食蟹对孕妇有不利影响,所以我姑且记之,以备大家参考。

98. 肿瘤病人能不能吃鸡

从我参加工作以来,临床上遇到流传最广且被大家普遍接受的说法是:"肿瘤病人是不能吃鸡的!"以至于很长一段时间里我也是遵循着这一条准则的。不过,随着对于业务知识的不断更新和深入研究,我发现这个说法还真不一定靠谱,今天我就来说一说这个让肿瘤病人都"闻风丧胆"的"鸡"!

鸡是中药材之一,早在东汉时期就收录在《神农本草经》中,并且列为上品。《神农本草经》将365味药材分为上、中、下三等,"上品主养命以应天,无毒,多服久服不伤人。欲轻身益气不老延年者,本上经"。意思就是上品都是滋补良药,而且一般很少有毒性的药材。

《神农本草经·卷第三·丹雄鸡》曰:"丹雄鸡,味甘,微温。主治女人崩中漏下,赤白沃,补虚,温中,止血,通神,杀毒,辟不祥。头,杀鬼,东门上者尤良。肪,治耳聋。鸡肠,主治遗溺。肫胵里黄皮,主治泄利。矢白,主治消渴,伤寒、寒热。翮羽,主治下血闭。鸡子,主除热火疮,治痫痉。可作虎魄神物。"

通俗来说鸡的全身都有药用价值,经过历史的变迁今天仍在临床一线运用的中药材还有"鸡内金"。"鸡子黄"即"鸡蛋黄",其实也是一味良药,不过上海地区临床运用的人不多,我在治疗一些特殊病例时会嘱咐病人按法使用,疗效不错。

鸡在中药材中属于温补之品,历代医家都是将鸡肉作为滋补之品,或单独服用,或加入药材做成药膳治疗疾病。在宋代的《圣济总录》中就有用鸡蛋治疗瘰疬(古代对淋巴结肿大的一类疾病的称谓)的记载,所以说鸡能治病由来已久,并非虚言,小时候就有老人嘱咐大病后需要炖一只老母鸡补一补的习俗。

上面说了鸡能治病,但是社会上流传的鸡能"致病"一说到底有没有依据呢?经过我的考证,其实中医上是有鸡的用药注意点的,但与社会上肿瘤病人不能吃鸡还是有一定区别。具体来说,因为鸡为温热之品,容易导致肝火旺盛,如果病人体质本来就热,感受的是温热病邪或者自身体内热郁化火致病,这种情况下温热性质的"鸡"就不能服用。不过遇到这一类情况的病人不单单是不能服用鸡,其他温热属性的药材也是不能运用的,如人参、黄芪也属禁忌。因此,只能说这是一个用药的原则问题,而不是"鸡会致病"的问题。

那么肿瘤病人到底能不能吃鸡呢?这个问题要辩证地看。大病之后,畏寒怕累,身体消瘦,应该进食温补之品,鸡亦无不可。肿瘤术后2~3年后,身体已经恢复接近正常,如果体质偏热,要少吃鸡,体质偏寒,可以日常进食鸡。

我还查阅到近年有医学研究发现鸡肉对于患肝癌小白鼠的肿瘤细胞有抑制作用,因此"鸡会导致肿瘤复发"的说法是"不靠谱"的!

 中医小知识总结

"肿瘤病人不能吃鸡"应该是误传。

民间总有这样、那样的说法,有些有道理,有些无根据。比如泰国民间就有"肿瘤病人一定要吃鸡的说法",所以在泰国的肿瘤病人都是努力吃鸡的。

关于鸡脖子有淋巴组织以及鸡皮、鸡翅膀能否吃的问题,有学者认为这些部位是含有有害物质的,目前正反双方是各执一词。我觉得因此凡事都需要掌握适度,偶尔食用是可以的,天天吃就要当心了,对于日常饮食掌握这个原则"十天、半个月吃一次,是可以的"。至于鸡的这几个部位,在科学家没有彻底搞清楚之前最好还是少吃点比较安全。

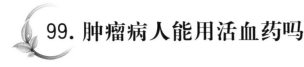

99. 肿瘤病人能用活血药吗

　　"张阿姨,今天我调整一下你的处方,你最近的疼痛是瘀血造成的,我给你增加了一些活血的药物,过几天你的疼痛就会好转的。"我对张阿姨说道。

　　"啊? 朱医生,这可不行,他们说肿瘤病人不能用活血药的,用了会肿瘤复发转移的,你千万不能给我用呀!"张阿姨急了,脸色也不好看起来了。

　　"你是听谁说的?"我问。

　　"大家都是这么说的!"张阿姨很坚决。

　　"原来大家的健康意识这么强啊。"我只能苦笑道。

　　中医对于肿瘤的成因是这样解释的。病人首先有正气虚弱,这里的正气可以理解为西医所说的"免疫力低下",正气虚弱,人体便会出现气滞、血瘀、痰结、湿聚、热毒等病理状态,这些不良的病理因素相互作用后就会引发肿瘤。

　　我举个例子,如果把人体比喻成一座城市,那么人体的血脉经络就是城市的高架道路,提供车辆的通行。如果某处高架上出现了交通事故,那这一段高架肯定会出现严重的拥堵,所有的车辆都堆积在交通事故发生的地点不能通过。如果长时间交通事故车辆不能被移走,那可能造成更大范围的交通阻塞。如果这座城市的交通天天都有问题，那么城市的其他功能也会受到巨大影响。

人体也一样，气血就如同车辆运行在人体的血脉、经络、脏腑之中，气滞血瘀即是人体某处的气血运行遇到了阻碍，这里局部的"交通"受到了影响，因此造成痰、湿、毒这些坏东西聚集在了"交通事故"地点，如果不及时将交通恢复通畅，肿瘤就应运而生了。因此在中医治疗肿瘤中"行气活血"是一个重要的治疗方法，对于已经存在的肿瘤有着控制的作用，对于未发生的肿瘤有着预防的作用。

为什么说对于已经存在的肿瘤有控制的作用？那是因为肿瘤细胞不喜欢氧气，肿瘤局部的微环境是"乏氧"状态，如果采用行气活血的方法把更多的氧气带给肿瘤细胞，这对肿瘤的控制是有益的。活血药中最常用的红花等，现代研究表明非但不会促进肿瘤转移，反而对肿瘤有抑制作用。

当然各种情况需要区别对待，对于一些特殊的情况，活血药是不适合使用的，比如病人本身就处在出血的状态中，再如血小板过低引起的皮下出血，这类情况活血药是禁忌的。

 中医小知识总结

中医看病的基本原则就是辨证论治，通俗讲就是人体表现出哪种状态就用哪种方法来治疗。如果病人本身就是气滞血瘀，那么治疗方法就是行气活血，如果因畏惧坊间传言而拒绝不用，到最后受损失的只能是病人本身。

我有时候也觉得很无奈，明明大部分肿瘤病人不能长期大量吃水果、杂粮，但是病人往往熟视无睹，乐在其中，而对于治疗肿瘤确实有效的方法却被大家畏之如虎。

100. 肿瘤手术之后手臂水肿怎么办

门诊来了一位女病人,她进门时我就见她穿着一件非常宽松的无袖上衣,她的身材并不胖,但让人特别注意的是她右手缠着厚厚的白色绷带,而且这个缠着绷带的手臂比对侧的手臂要粗约两圈。

"朱医生,听说你对乳腺癌的上肢水肿有办法,你看看我这个情况还有救吗?"病人很焦急地问。

"你这样多久了?"我问。

"手术之后半年出现的,本来还不是特别严重,一开始就肿一点点,现在越来越肿了,而且肿了还退不下去,退不下去也就算了,就是越来越胀,晚上睡觉都不能朝着肿的这边睡,现在发展到白天也很胀了,实在太难受了。"病人说,"本来吃点西药还有用,现在基本没效果了,缠弹力绷带还有点效果。但是这也有问题,缠着有用,不缠就没用,现在天气转凉了,绑着手臂太粗,衣服都穿不进去了。"

"朱医生,我要求也不高,我知道完全看好已经不可能了,你能想办法让我不胀痛吗?"

"我知道了,你是乳腺癌淋巴结清扫手术以后留下的后遗症,这个我还是有点办法的,你放心!想要手臂回到手术前的粗细我不敢保证,但手臂胀痛我还是有九成把握能改善的。"我说。

为何会出现水肿

淋巴结继发水肿是手术后临床常见的后遗症，比如乳腺癌、妇科肿瘤、前列腺癌等手术，如果进行淋巴结清扫，之后有一部分病人会出现水肿的情况。以乳腺癌为例，有科学统计手术后 2 年内有 1/3 的病人会出现水肿，而在 5 年之后接近 90％的病人或多或少都会出现水肿的不适感。虽然这不致命，但非常影响病人的生活质量，特别是女性。如果水肿严重，不管是手臂裹得像粽子，还是手臂明显粗细不一致，都会对女性的外形造成巨大的影响。

这里要提醒乳腺癌术后的病人，千万记住不要用手术一侧的手去提重物，这里的"不要提重物"指的是哪怕是超市里买东西的塑料袋都不要提，更不用说晾衣服的竹竿，或者炒菜的铁锅了。有些病人提一次重物后就会诱发水肿，这点大家千万注意。

同样，如果是妇科肿瘤术后，不要久站劳累，这样造成的腿脚水肿更不容易治疗，因为水往低处流，腿部的水肿比手部更难治疗。

朱氏的水肿解决方案

水肿影响着病人的日常生活，西医学的治疗方法主要以物理加压改善水肿为主，同时也配合手法按摩，不过这些方法临床实际运用上疗效都不持久，往往第二天就恢复原状。而每天佩戴弹力绷带或弹力手套对生活都会造成或多或少的不便。

与西医学的理念不同，中医治疗水肿的思路是让"邪有出路"，水肿治疗的方向如大禹治水般，宜疏不宜堵，需要给皮下水肿的痰饮有"出路"，只要给出通道，水是会自行消退的。朱氏内科对于水肿有独特的治疗方法，随着医疗技术的进步，我进一步完善了这项技术，临床上取得了很好的疗效。因为淋巴水肿是难治病，所有单一的方法治疗效果常常是不佳的，它需要多种方法联合治疗。具体来说就是内服＋外用＋针灸＋热物理治疗。

内服即口服汤药，朱氏家传有消肿的蠲饮方，并且此方分甲乙二方，针对水肿的部位和轻重有不同的选择。

外用即外用敷药，朱氏家传的逐水方经过近百年的传承，对于顽固性的水肿效果明显，除了对皮肤水肿有效，对胸腹水也有一定的疗效。

针灸是大家都熟悉的中医疗法，但对水肿的病人我们不采用传统的针刺穴位，而是采取上海中医药大学针推学院研制的激光针灸仪刺激穴位，这样做既能提高疗效，同时也能防治针刺引发的不良反应。水肿的患肢与普通肢体不同，更容易出现不良反应。

热物理治疗在多年的临床应用后发现对于水肿有着增效的疗效，所以目前作为常规治疗水肿的联合治疗解决了大量水肿病人的"老大难"问题。

 中医小知识总结

淋巴水肿有一个特点，即一旦肿大，很难回缩，并且随着年龄的增长、体质的衰弱，水肿会 1 厘米→2 厘米→3 厘米持续恶化，所以越早治疗效果越好，等到手臂粗了 1 倍再治疗就很困难了。

虽然手臂水肿、腿部水肿不会危及生命，但是对女性的外观影响很大，对于生活质量也影响甚大。并且水肿的手臂因为局部血液循环不好，身体的废物不能及时排出，所以一旦遇到劳累或者感冒发热就很容易细菌感染，感染后又会进一步加重水肿。

所以，不但为了美观，而且为了改善酸胀不适，防止水肿加重，都应该尽早治疗。最后希望大家都能早日康复，不要被淋巴水肿所困扰！